非専門医が診る

しびれ

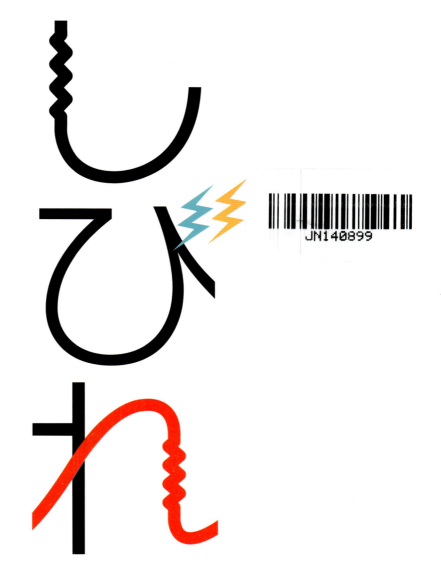

しびれパターンによる分類と
病態生理からわかる鑑別疾患

塩尻俊明 著

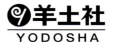

謹告

　本書に記載されている診断法・治療法に関しては，発行時点における最新の情報に基づき，正確を期するよう，著者ならびに出版社はそれぞれ最善の努力を払っております．しかし，医学，医療の進歩により，記載された内容が正確かつ完全ではなくなる場合もございます．

　したがって，実際の診断法・治療法で，熟知していない，あるいは汎用されていない新薬をはじめとする医薬品の使用，検査の実施および判読にあたっては，まず医薬品添付文書や機器および試薬の説明書で確認され，また診療技術に関しては十分考慮されたうえで，常に細心の注意を払われるようお願いいたします．

　本書記載の診断法・治療法・医薬品・検査法・疾患への適応などが，その後の医学研究ならびに医療の進歩により本書発行後に変更された場合，その診断法・治療法・医薬品・検査法・疾患への適応などによる不測の事故に対して，著者ならびに出版社はその責を負いかねますのでご了承ください．

序

　患者からの訴えを聞いていると,「力が入らない」といった運動障害を「しびれ」と表現したり,いわゆる「痛み」である疼痛を「しびれ」と表すこともしばしばあり,日常診療で出会う「しびれ」で表現される病態は多様です.運動麻痺を患者が「しびれ」と表したために,医師側は運動麻痺とは考えず,感覚障害ととらえて,全く違った疾患を想起してしまい,患者が言う「しびれ」と医師側が解釈する「しびれ」のすれ違いが生じることが時にあります.

　患者が言う「しびれ」が,ジンジン,チクチク,ピリピリ,針で刺すような,電気が走るような,正座を長くしたあとのような,皮一枚隔てたような,などといった表現提示ならば,医師側の考える「感覚障害」と一致することになります.

　ただ,感覚障害としての「しびれ」の診療を難しくしているのは,「しびれ」の表現の多様性だけでなく,その原因疾患が多岐に及ぶ点です.

　この本では,そのさまざまな疾患による感覚障害としての「しびれ」について解説しますが,そのアプローチの基本は「しびれ」の分布パターンです.「しびれ」のさまざまな分布をパターン認識できれば,おのずとそれに対応した解剖学的部位が推測でき,簡潔な病歴聴取をあわせることで,病態生理が見えてくるはずです.非専門医にとっては,この「しびれ」の分布のパターンの典型例をしっかり押さえることが出発と思われます.それによって,典型例から逸脱したパターンを示す非典型例も理解が進むと考えられます.

　本書の使い方として,まず「総論」で「しびれ」のパターンから該当疾患を絞り込み,各論でその疾患の典型例を解説し,続いて非典型例を解説していきます.さらに,非専門医の立場でどこまで検査も含めてアプローチすべきか,また,専門医にいつコンサルトすべきかも合わせて解説していきます.

　この本が,非専門医,若手医師,初期研修医の「しびれ」診療において,実践的一助になれば幸いであると考え,序文としました.

　最後に,執筆期間が長期間になるなか,筆者のわがままに辛抱強く対応していただいた羊土社の清水智子氏,吉川竜文氏と編集スタッフの皆様には,この場をお借りして深謝いたします.

2018年9月

塩尻俊明

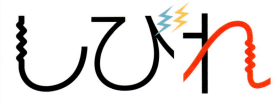
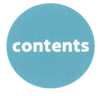

序 003

総論　しびれパターンの分類 008

第1章　頭蓋内病変でのしびれ
1. 頭蓋内病変 028
2. 脳神経障害 040

第2章　脊椎・脊髄疾患でのしびれ
1. 頸椎症 049
2. 腰椎，腰部脊柱管内疾患 059
3. 脊髄腫瘍・脊髄空洞症 069
4. 炎症性脊髄疾患・感染性脊髄障害 076
5. 脊髄血管障害 086
   脊髄硬膜動静脈瘻・非外傷性脊髄硬膜外出血

第3章　末梢神経疾患でのしびれ
1. 糖尿病性ニューロパチー・小径線維神経障害 092

2 免疫性ニューロパチー ………………………………………………… 103

3 代謝性ニューロパチー ………………………………………………… 116
アルコール性ニューロパチー・ビタミンB_1欠乏性ニューロパチー

4 アミロイドニューロパチー …………………………………………… 125

5 傍腫瘍性神経症候群としてのニューロパチー …………………… 132

6 その他の原因によるニューロパチー ……………………………… 136
薬剤性ニューロパチー・シェーグレン症候群に伴うニューロパチー・血管炎性ニューロパチー

7 手根管症候群 …………………………………………………………… 145

8 肘部管症候群 …………………………………………………………… 152

9 上肢の絞扼性ニューロパチー ………………………………………… 157
橈骨神経浅枝障害・胸郭出口症候群

10 下肢の絞扼性ニューロパチー ………………………………………… 166
感覚異常性大腿神経痛（Roth-bernhardt 症候群）・伏在神経絞扼障害・総腓骨神経麻痺・前足根管症候群・後足根管症候群・Morton 病

第4章 その他の疾患によるしびれ

1 神経系以外が原因となるしびれ …………………………………… 180
心因性の感覚障害・閉塞性動脈硬化症・バージャー病

索引 ……………………………………………………………………………… 186

コラム

表在感覚の診かた	039
上肢の深部腱反射	058
Babinski 徴候	068
脊髄梗塞	091
振動覚は内踝でよいか？	096
下肢の深部腱反射	102
先行感染があれば，GBS？	106
深部腱反射のコツ	124
亜急性脊髄連合変性症	129
Paraproteinemia を伴うニューロパチー	130
位置覚の診かた	181
Bowlus-Currier 試験	184

総論 しびれパターンの分類

しびれパターンの分類

　日常臨床で出会う「しびれ」で表現される病態は多様である．患者によっては運動障害や疼痛を「しびれ」と表現することもしばしばである．日本神経学会用語集では，外的刺激なしに自発的に感じる感覚異常を「異常感覚」，外界からの刺激で通常とは違った感覚が生じる場合は「錯感覚」と定義している．本書では，ジンジン，チクチク，ピリピリなどと表現される感覚や，針で刺すような，電気が走るような，正座を長くしたあとのような，皮一枚隔てたような，などと表現される感覚の異常（感覚障害）を「しびれ」と定義し，運動障害や疼痛を「しびれ」から除外し解説を進めていく．

　「しびれ」の発症機序としては，皮膚の体性感覚系において種々の皮膚感覚受容器から得られた情報が，末梢神経を介して脊髄，延髄から始まる脳幹，視床を経て大脳皮質感覚野に伝わるプロセスのいずれかの障害で「しびれ」が生じると考えられている．よって，本書では部位別に「しびれ」を分類し，上述の解剖学的経路の障害部位に応じた原因疾患を解説していく．

1 半身のしびれ （1章-1）

顔面を含んだ半側の感覚障害は頭蓋内病変を想起する．

1）顔面を含む半身の感覚障害
橋中部より上位での障害病巣となる．

2）顔面，および対側の躯幹と上下肢の温痛覚障害
延髄外側症候群での典型的感覚障害である．

3）一側の手と同側の口周囲のしびれ
視床病変による手口感覚症候群がよく知られている．

4）奇妙な半身の感覚障害
両側の顔面と半身や，顔面から上肢，躯幹までの半身の感覚障害などは非典型な延髄外側症候群でみられる．

症状	顔面を含む半身	顔面および対側の躯幹と上下肢	一側の手と同側の口周囲	奇妙な半身の感覚障害
障害部位および原因	橋中部より上位	延髄外側	視床が多い	延髄外側

❶ 半身のしびれ

❷ 一側の三叉神経の分枝に従った顔面のみのしびれ (1章-2)

一側の顔面のしびれのみなら、三叉神経の分枝のどの領域に症状があるかで鑑別を進める。

1) 三叉神経第1枝のみのしびれ
帯状疱疹によるものが多い。

2) 三叉神経全領域でのしびれ
小脳橋角部の腫瘍、中枢性でも橋梗塞や多発性硬化症でも起こりうる。

3) 三叉神経第2枝, 第3枝のしびれ
混合性結合組織病（MCTD）が最も頻度が高く、結合組織病のなかでの三叉神経障害は、MCTDに特徴的と言ってもよい。異常感覚として第2枝、第3枝に始まり、徐々に広がる。延髄外側症候群においても顔面の第2枝、もしくは第3枝に限局した感覚障害をきたしうる。

障害部位	1) 三叉神経第1枝	2) 三叉神経全領域	3) 三叉神経第2枝, 第3枝
原因	帯状疱疹	小脳橋角部の腫瘍 橋梗塞 多発性硬化症	結合組織病 延髄外側症候群

❷ 一側の三叉神経の分枝に従った顔面のみのしびれ

③ 他の脳神経障害を合併した顔面のしびれ (1章-2)

顔面のしびれ以外に随伴する脳神経症状がある場合は，その随伴する症状から解剖学的障害部位が推定できる．

1) 視力障害を合併

眼窩尖端症候群では，視神経障害と動眼神経・滑車神経・外転神経障害による複視，三叉神経第1枝障害が生じる．

2) 複視，眼瞼下垂を合併

上眼窩裂症候群では，眼窩尖端症候群と違い，視神経障害を合併せず，動眼神経・滑車神経・外転神経障害による複視，三叉神経第1枝障害が生じる．

海綿静脈洞症候群は，海綿静脈洞前方での障害では上眼窩裂症候群と症状は同じであるが，海綿静脈洞後方の障害では三叉神経第2枝の障害を合併する．

3) 顔面神経麻痺，聴力障害を合併した顔面のしびれ

小脳橋角部の障害で，聴神経腫瘍，髄膜腫，転移性腫瘍などの腫瘍性疾患が主である．

症状	1)三叉神経障害に視力障害	2)三叉神経障害に複視・眼瞼下垂		3)三叉神経障害に顔面神経麻痺，聴力障害
障害部位	眼窩尖端症候群	上眼窩裂症候群	海綿静脈洞症候群	小脳橋角部の障害

③ 他の脳神経障害を合併した顔面のしびれ

4 三叉神経の分枝の領域に一致しない顔面のしびれ (1章-2)

顔面のみのしびれでも，三叉神経の分枝に一致しない場合のパターンを知っておく必要がある．

1) 下顎のしびれ

三叉神経第3枝である下顎神経の末梢分枝の下歯槽神経（オトガイ孔以降はオトガイ神経）の障害は，図■のような領域に感覚障害が生じる．原因疾患は，悪性腫瘍によるものが圧倒的に多い．

2) 頬部のしびれ

三叉神経第2枝の眼窩下神経の感覚支配は，頬部，上口唇の領域を担っているため，眼窩下神経の障害である numb cheek 症候群では図■のような感覚障害を生じる．原因疾患としては悪性腫瘍が多い．

3) 玉ねぎの皮状のしびれ

髄内の三叉神経脊髄路核では，顔面周辺が尾側に，鼻・口部が頭側に配置されており，上位頸髄から延髄病変で玉ねぎの皮状の感覚障害を呈しうる．

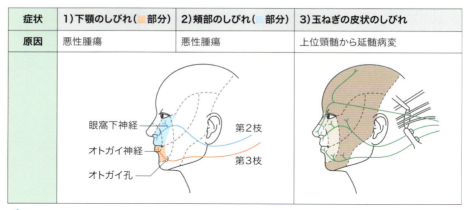

症状	1) 下顎のしびれ（■部分）	2) 頬部のしびれ（■部分）	3) 玉ねぎの皮状のしびれ
原因	悪性腫瘍	悪性腫瘍	上位頸髄から延髄病変

■4 三叉神経の分枝の領域に一致しない顔面のしびれ

5 一側もしくは両上肢のしびれ

5つの病歴に着目して鑑別を進める．
①手指のしびれは，環指に感覚障害の境界があるかどうか．
②手背を含むかどうか．
③前腕尺側の感覚障害の広がり．
④一側から両側に進行するのか．
⑤感覚解離があるのか．

1）母指から環指の撓側のしびれ

環指の撓側のみに感覚障害が出るのはring-finger splittingと言われ，正中神経障害が示唆される．また，正中神経障害では，手背でPIP関節より近位には感覚障害は生じない．正中神経障害の原因としては，手根管症候群（3章-7）などがある．

症状	1)母指から環指の撓側	2)手背までしびれ	3)小指と環指の尺側	4)手背に感覚障害がない小指と環指尺側
障害部位および原因	正中神経（手根管症候群）	C6, C7の神経根（頚椎症・硬膜内髄外腫瘍）	尺骨神経（肘部管症候群）	Guyon管（Guyon管症候群）

（つづく）

5 一側もしくは両上肢のしびれ①

2） 手背までしびれる手指のしびれ

手掌側は正中神経障害に似るが，手背にしびれがある場合は，C6，C7の神経根障害を疑う．もちろんこの場合は，ring-finger splittingはない．神経根障害の原因としては，頚椎症（2章-1），硬膜内髄外腫瘍（2章-3）などがある．

3） 小指と環指の尺側のしびれ

尺骨神経障害による感覚障害は，正中神経障害のring-finger splittingと裏表であり，環指の橈側には感覚障害がない．また，前腕中枢側の感覚は内側前腕皮神経に支配されており，尺骨神経障害での前腕尺側の感覚障害は，手関節皮線より6cmを超えない．尺骨神経障害の原因としては肘部管症候群（3章-8）などがある．

4） 手背に感覚障害がない小指と環指尺側のしびれ

尺側の手背の感覚は，Guyon管より近位で分岐する尺骨神経背側枝で支配されているため，Guyon管症候群（3章-8）では手背の感覚障害がない．

症状	5）前腕背側にも広がる小指と環指	6）橈側の手背	7）一側上肢から両上肢	8）解離性感覚障害
障害部位および原因	C8神経（頚椎症, 胸郭出口症候群, 硬膜内髄外腫瘍）	橈骨神経浅枝（Wartenberg病）	頚髄（頚椎症性脊髄症）	脊髄空洞症

⑤ 一側もしくは両上肢のしびれ②

5）前腕背側にも広がる小指と環指のしびれ

前腕尺側の感覚障害は，手関節皮線より 6 cm を超える小指と環指のしびれは，C8 神経の障害を疑う（3章-8 参照）．その場合 ring-finger splitting はみられない．原因としては，頸椎症（2章-1），胸郭出口症候群（3章-9），硬膜内髄外腫瘍（2章-3）などを疑う．

6）橈側の手背のしびれ

運動麻痺を伴わない手背の橈側のしびれは，橈骨神経浅枝障害（3章-9）を疑う．

7）一側上肢から両上肢に進展

上肢の痛みが先行せずに，障害の強い一側の上肢のしびれで始まり，進行すると両上肢に広がる場合は，頸椎症性脊髄症（2章-1）を疑う．

8）一側上肢・上半身もしくは両側上肢の解離性感覚障害

温痛覚は障害されるが，触覚が保たれる特徴的な解離性感覚障害を示す場合は，脊髄空洞症（2章-3）を疑う．多くは空洞が偏在しているため，両側だとしても左右差が顕著である．

6 一側下肢のしびれ

4つの病歴に着目して鑑別を進める.
①背部や上肢の痛みが先行するかどうか.
②皮疹の有無.
③一側下肢の疼痛が先行もしくは伴うかどうか.
④下肢の表在神経の分布に一致するかどうか.

1) 背部や上肢の痛みなど髄節性症状が先行する,一側下肢のしびれ

痛みを自覚した側の下肢の筋力低下と対側下肢のしびれが出現するBrown-Sequard症候群の形を呈した場合,硬膜外脊髄腫瘍(2章-3),硬膜外血腫(2章-5),硬膜内髄外腫瘍(2章-3)などが原因として考えられる.

症状	1) 背部や上肢の痛みなど髄節性症状がある	2) 背部や上肢の痛みなど髄節性症状がない		3) 皮疹に一致する感覚障害と運動麻痺
原因	硬膜外脊髄腫瘍,硬膜外血腫,硬膜内髄外腫瘍	多発性硬化症	サルコイドーシス,延髄外側症候群	帯状疱疹性脊髄炎

錐体路
脊髄視床路

(つづく)

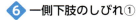
6 一側下肢のしびれ①
1) 右下肢の筋力低下(■),左下肢の感覚障害(■),右の髄節性の痛み(■).
2左) 右下肢の筋力低下(■),左下肢の感覚障害(■).
2右) 左下肢の感覚障害(■).
3) 右躯幹の感覚障害(■),右下肢の感覚障害(■).

2）背部や上肢の痛みなど髄節性症状が先行しない，一側下肢のしびれ

多発性硬化症（2章-4）では，側索，後索障害をきたすBrown-Sequard型の神経症状をきたしやすい．

サルコイドーシス（2章-4）では，髄内辺縁部から病変が内側に進展するため，中心部灰白質よりも周辺の白質が先に障害される．初期は，下肢の長索路症状としての感覚障害が前景に立つ．

延髄外側症候群（1章-1）でも外側脊髄視床路の外側の障害で対側の躯幹から下肢のみの温痛覚障害をきたす．

3）皮疹に一致する感覚障害と運動麻痺後の下肢のしびれ

帯状疱疹性脊髄炎（2章-4）では，皮疹に一致するレベルの感覚障害と髄節性運動麻痺を呈する．後索や側索へ浸潤すると索路症状としての同側の下肢の感覚障害や麻痺を伴ってくる．

4）急性から亜急性の一側大腿の疼痛としびれ

本症状を示す原因疾患として糖尿病性腰仙部神経根神経叢ニューロパチー（3章-1）が知られ，経過とともに同部位の筋力低下と筋萎縮が出現してくる．

5）一側の下肢痛が先行する，下肢のしびれ

腰椎神経根症（2章-2）では，急激な一側の下肢痛で発症し，感覚障害はそれぞれの神経根に支配される領域に生じる．

症状	4）一側大腿の疼痛	5）一側の下肢痛が先行	6）大腿外側の中央部	7）大腿外側部中央部
障害部位および原因	糖尿病性腰仙部神経根神経叢ニューロパチー	腰椎神経根症	大腿外側皮神経（感覚異常性大腿神経痛）	L2/3の神経根症

（つづく）

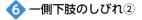
❻ 一側下肢のしびれ②

6）大腿外側の中央部の不快感，しびれ

感覚異常性大腿神経痛（3章-10）が原因の症状とされる．

7）大腿外側部中央部付近のしびれに加えて，大腿前面にもしびれ

L2/3の神経根症が疑われる．

8）膝内側，下腿内側の痛みとしびれ

それぞれ膝蓋下枝，内側下腿皮枝の領域であり，伏在神経絞扼障害（3章-10）が疑われる．

9）下腿外側から足背にしびれや痛み，灼熱感

総腓骨神経麻痺（3章-10）が疑われる．

10）第1・2足趾間のしびれや疼痛

前足根管を通過する深腓骨神経領域であり，前足根管症候群（3章-10）が疑われる．

11）第3・4足趾間のしびれ

第3・4足趾間での頻度が高い固有底側趾神経の絞扼によるMorton病（3章-10）が疑われる．

症状	8）膝内側，下腿内側	9）下腿外側から足背	10）第1・2足趾間	11）第3・4足趾間
障害部位および原因	伏在神経絞扼障害	総腓骨神経麻痺	深腓骨神経（前足根管症候群）	固有底側趾神経（Morton病）

⑥ 一側下肢のしびれ③

（つづく）

12）踵や足底外縁まで及ばない足底部の痛み，しびれ

脛骨神経の絞扼による後足根管症候群（3章-10）が疑われる．

13）足底のしびれが踵から足底外縁まで及ぶ

脛骨神経と腓腹神経の両方を支配するためS1神経根症（3章-10）が疑われる．

14）感覚障害の境界が四肢の軸に対して直角

一肢の感覚障害の境界線が，肢の軸に直角に，すなわち輪状になっている場合は，知覚神経分布に一致しない心因性特有の分布形式である（4章-1）．

症状	12）足底部	13）踵から足底外縁	14）四肢の軸に対して直角
障害部位および原因	脛骨神経（後足根管症候群）	S1神経根	心因性

6 一側下肢のしびれ④

7 両側下肢のしびれ

4つの病歴に着目して鑑別を進める．
①髄節性の痛みが先行するか．
②突然発症であるか．
③感覚障害にレベルがあるか．
④会陰部を含むか．

1）両下肢のしびれのみ

脊髄髄内腫瘍（2章-3）での後索障害による索路症状として両下肢のしびれが出現しうる．寄生虫性脊髄炎（2章-4）でも，脊髄背側，背外側に病変を形成するため，四肢の感覚障害が主で，運動麻痺は軽度である．遠位優位のニューロパチー（3章-1〜6）でも初期は下肢に限局している時期がある．円錐上部症候群（2章-2）の感覚障害は，L4からS1領域のしびれとなる．

症状	1）両下肢のみ	
障害部位および原因	後索（髄内腫瘍，寄生虫性脊髄炎，ニューロパチー）	円錐上部症候群

7 両下肢のしびれ①

（つづく）

2）髄節性の痛みが先行する，両下肢のしびれ

視神経脊髄炎（2章-4）や脊髄硬膜動静脈瘻（2章-5）では，脊髄中心部が障害されるため，髄節性の痛みで発症し，白質に病変が及ぶと索路症状としての下肢の筋力低下や両側下肢のしびれを呈する．

3）突然の背部痛・頸部痛，神経根性痛後の下肢のしびれ

脊髄硬膜外出血（2章-5）では，突然発症の背部痛・頸部痛，神経根性痛後，数時間以内に脊髄症状が出現する．対麻痺，四肢麻痺，単麻痺，片麻痺，Brown-Sequard症候群など硬膜外の血腫が形成される部位でさまざまである．

4）背部痛が先行し，障害レベル以下の感覚障害

脊髄梗塞（2章-5）では，梗塞に陥ったレベルに一致した背部痛が先行し，高度な弛緩性麻痺，障害レベル以下の感覚障害，髄節性の神経障害，膀胱直腸障害が特徴である．

5）両下肢，会陰部のしびれ

馬尾症候群（2章-2）では，ビリビリ感に左右差は少なからずあり，末梢ほどしびれが強い．

症状	2）髄節性の痛みが先行	3）突然の背部痛・頸部痛，神経根性痛が先行	4）先行する背部痛と感覚障害のレベル	5）両下肢＋会陰部
障害部位および原因	脊髄中心部（視神経脊髄炎，脊髄硬膜動静脈瘻）	脊髄硬膜外出血	脊髄梗塞	馬尾症候群

7 両下肢のしびれ②

2) ■ 髄節性の痛み．
3) ■ 病側の髄節性の痛み，■ 後索の障害による同側下肢のしびれ，■ 錐体路障害による同側下肢の麻痺，■ 外側脊髄視床路の障害による対側下肢のしびれ．
4) 両側の錐体路障害による両下肢の弛緩性麻痺をきたす（■）．

8 四肢のしびれ

5つの病歴に着目して鑑別を進める．
① 四肢の遠位優位であるか．
② 近位遠位ともに，びまん性の障害であるか．
③ 顔面や躯幹などにしびれがあるか．
④ 時間的に，空間的に多発するか．
⑤ 灼熱感，針で刺すような痛みなど有痛性であるか．

1）四肢遠位優位の左右対称性のしびれ

糖尿病性ニューロパチー（3章-1）では，足底のピリピリ感，ジンジン感などの自発的異常感覚からなる下肢遠位優位で左右対称性の感覚障害で初発し，進行とともに短靴型の感覚障害から靴下型に進展し，高度な障害に至ると手袋靴下型となり上肢に及ぶようになる．

facial diplegia and paresthesias（3章-2）は，ギラン・バレー症候群の亜型で，顔面神経麻痺と四肢遠位の異常感覚のみである．

症状	1）遠位優位対称性	2）有痛性	3）びまん性
原因	糖尿病など	アトピー性脊髄炎	アルコール 小径線維神経障害 アミロイドーシス	GBS CIDP

8 四肢のしびれ①

(つづく)

アトピー性脊髄炎（2章-4）でも，後索障害による四肢遠位部のジンジン感などの異常感覚とアロディニアが主体である．

遠位優位型脱髄性対称性ニューロパチー（3章-2）では，6カ月以上の経過で，緩徐進行性に四肢遠位部に左右対称性に感覚障害を呈する．

ビタミンB_1欠乏によるニューロパチー（3章-3）は，1カ月以内に急速に進行する両下肢遠位のしびれもあるが，運動優位で歩行が不可能となる．この頃になると両上肢のしびれが出てくる．

傍腫瘍性神経症候群としての慢性感覚運動性ニューロパチー（3章-5）でも，遠位優位の対称性の多発ニューロパチーの形を示す．

薬剤性ニューロパチー（3章-6）は，新規薬剤投与数週間から数カ月後に発症する遠位優位の対称性の感覚障害である．

2）有痛性症状が先行する四肢遠位優位の左右対称性のしびれ

アルコール性ニューロパチー（3章-3）では，1カ月以上の経過で，有痛性感覚障害を伴い運動麻痺がほとんどない両下肢が先行する遠位優位の感覚障害を呈する．ビタミンB_1欠乏と違い歩行は可能である．

長さ依存性小径線維神経障害（SFN，3章-1）では，両側下肢遠位の灼熱感，針で刺すような痛みで発症し，徐々に上行し，アロディニアや温熱・反復刺激による痛みが増強する．

原発性全身性ALアミロイドーシス（3章-4）は，慢性経過で，両足底からのビリビリ感，灼熱感，疼痛で発症し，経過とともに上肢に同様の症状が出現する．

孤発家系出身者の家族性アミロイドニューロパチー（3章-4）でも，感覚障害の進展様式は原発性全身性ALアミロイドーシスと同様であるが，温痛覚が障害され，触覚・深部覚の障害が軽度にとどまる解離性感覚障害が目立つ．

3）遠位近位等しく障害されるニューロパチー

ギラン・バレー症候群（GBS，3章-2）では，急性に，四肢遠位のビリビリ感などの異常感覚が先行し，下肢優位に遠位，近位ともに障害される対称性の四肢筋力低下を示す．

慢性炎症性脱髄性多発神経炎（CIDP，3章-2）では，慢性経過で四肢の遠位，近位，ともに対称性の運動感覚障害を示す．

4）ニューロ"ノ"パチー

ニューロパチーではなく，ニューロ"ノ"パチーと表現するのは，病変の主座が後根神経節であるためである．

傍腫瘍性神経症候群における亜急性感覚性ニューロ"ノ"パチー（3章-5）は，亜急性のビリビリ感，灼熱感などの異常感覚，特に疼痛が目立つ表在感覚異常を伴ってきている．異常感覚については，一側上肢から多くは始まり，非対称性に下肢だけでなく，顔面，躯幹まで数週間かけて広がる．

シェーグレン症候群（3章-6）は，一側の手もしくは足で発症し，非対称で多発する外的刺激で誘発される異常感覚と失調性歩行が特徴である．

長さ非依存性小径線維神経障害（SFN，3章-1）は，足先の灼熱感，針で刺すような痛みは長さ依存性SFNと同様であるが，多くの長さ非依存性SFNが下肢に症状が出る前もしくは下肢の症状と同時に顔面，躯幹，上肢に感覚障害がすでに出現している．

薬剤性ニューロパチー（3章-6）でも，ニューロ"ノ"パチーパターンをきたしうる．

5）多発性単ニューロパチー

急性に一側の指趾のしびれや疼痛で発症し，その神経が支配する筋力の低下をきたす単ニューロパチーが，進行とともに時間的に，空間的に多発していく．感覚障害は，表在覚，深部感覚など全感覚が障害される．

原因疾患として，血管炎（3章-6）が多いが，小細胞癌，前立腺癌，悪性リンパ腫での報告もある．

多巣性後天性脱髄性感覚運動ニューロパチー（3章-2）は，慢性進行性もしくは段階的に，感覚・運動障害性の多発性単ニューロパチーパターンを呈する．

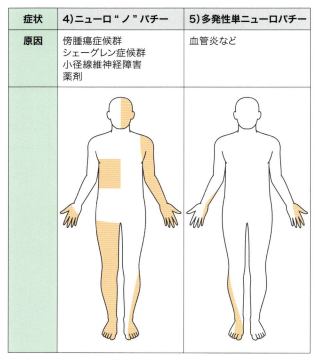

⑧ 四肢のしびれ②

❾ その他の部位のしびれ

1) 躯幹の帯状のしびれ

　胸部神経根ニューロパチー（3章-1）では，胸部もしくは腹部に帯状に，片側もしくは両側性に灼熱感やしびれ，感覚低下などが出現する．脊髄硬膜外腫瘍（2章-3）でも，胸椎レベルでは脊柱管が頸椎，腰椎レベルより狭いため，脊髄圧迫による神経根障害が両側に及びやすく躯幹の帯状のしびれをきたすことがある．

2) 肛門周囲のしびれ

　円錐部症候群（2章-2）では，肛門周囲のサドル型のしびれをきたす．

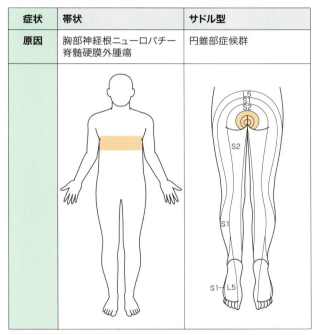

❾ 躯幹，肛門周囲のしびれ

⑩ 心因性のしびれ (4章-1)

①頭部全体から四肢，躯幹に濃淡なく一様に感覚障害を認める場合は，知覚神経分布には到底一致していないため心因性が疑われる．
②半身といっても，全くの正中で感覚障害の境界がある場合は，心因性が疑われる．

症状	頭部から足先まで	半身のしびれ
原因	心因性	心因性

⑩ 心因性のしびれ

⑪ 血管障害 (4章-1)

「しびれ」が階段や坂道などの歩行で増悪したり，腓腹部に限局し視診上，足先に蒼白，チアノーゼがあるようなら閉塞性動脈硬化症を疑う．

若年男性で，労作や歩行で手指，足趾に紫から赤色の色調変化があり，複数の肢が罹患している場合は，バージャー病を疑う．

- 第1章 頭蓋内病変でのしびれ
- 第2章 脊椎・脊髄疾患でのしびれ
- 第3章 末梢神経疾患でのしびれ
- 第4章 その他の疾患によるしびれ

頭蓋内病変

 知覚路の解剖

　頭蓋内病変によるしびれを理解するためには，上下肢，軀幹，顔面の大脳皮質知覚野に至る知覚路の解剖を知っておくことが重要である．

　上下肢の温痛覚と物を触れたかどうかの触覚の一部は，脊髄では後角から入り交叉して脊髄視床路を上行し，延髄，橋，中脳では外側脊髄視床路，視床では後外側腹側核を経て，大脳の皮質知覚野に到達する（図1）．**延髄の外側脊髄視床路では，外側から内側にかけて仙髄（S），腰髄（L），胸髄（T），頸髄（C）の順番で体性感覚の局在性**をもって上行する（図2）．外側脊髄視床路に近接して，対側顔面の温痛覚が延髄で交叉し上行する三叉神経視床路（V）がある（図1，2）．

　三叉神経は橋中部より中枢に入るが，触覚と温痛覚で知覚路が異なっている．触覚は，図1のように橋中部の同側の三叉神経主知覚核を経由し，大部分は交叉し内側毛体を上行し，視床の後内側腹側核を経由し，大脳皮質知覚野に至る．一方，顔面の温痛覚は，まず同側の三叉神経脊髄路を下行し，三叉神経脊髄路核に至る．**三叉神経脊髄路核では，三叉神経第1枝，第2枝，第3枝が腹側から背側に規則的に配列し，**さらに顔面中央部は頭側，顔面周辺部は尾側に位置している．脊髄路核からは交叉し，対側の三叉神経視床路を上行し，視床の後内側腹側核を経由し，大脳皮質知覚野に至る（図1，2）．

 想起

　顔面にしても，軀幹，四肢にしても，いずれにしても半側であるということで，頭蓋内病変を想起する．

3 典型例

1）橋中部より上位での障害

　図1で示すように，顔面の感覚を担う三叉神経は橋中部より中枢に入り，対側の大脳皮質

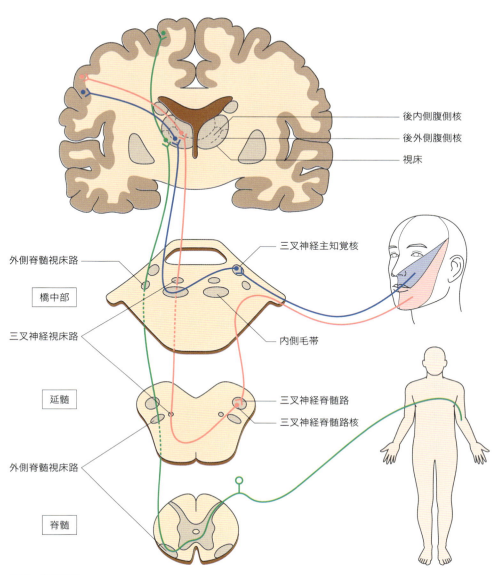

図1　知覚路
（──）は躯幹・上下肢の上行性の知覚路，（──）は顔面の温痛覚の知覚路，（──）は顔面の触覚の知覚路．

知覚野に至ることから，橋中部より上位での病巣では，顔面を含む半身の感覚障害となる．

2）延髄外側症候群

しばしば日常診療で遭遇する延髄外側症候群では，❶で述べたように，顔面の知覚路の構造より，**触覚と温痛覚の感覚解離**が認められる．そして，典型例では図3に示すように病変側の三叉神経脊髄路と脊髄路核，外側脊髄視床路が同時に障害され，顔面の温痛覚障害をきたし，対側の躯幹および上下肢の温痛覚障害を認める．

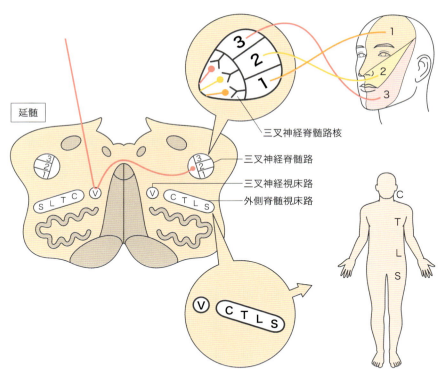

図2　顔面の温痛覚知覚路

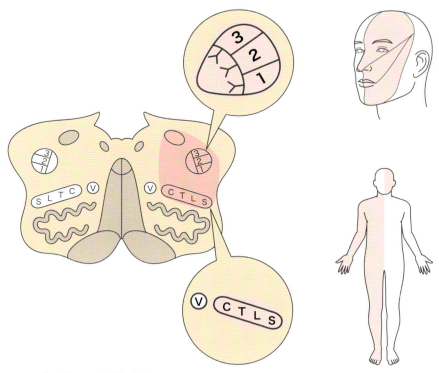

図3　典型的な延髄外側症候群の感覚障害

4 非典型例

1）偽性尺骨神経麻痺

末梢神経障害と見誤ってしまうようなしびれが大脳皮質病変で生じうる．大脳皮質の一次運動野における手の領域は，図4に示す中心溝の深部にありprecentral knobとよばれる部位とされる．この領域に微小な梗塞が起こることによって偽性尺骨神経麻痺が発症するとされる[1]．橈側に感覚障害が出現し，偽性橈骨神経麻痺を呈する場合もある．多くは罹患側の内頸動脈狭窄からのartery to arteryによる微小塞栓がその原因とされる．

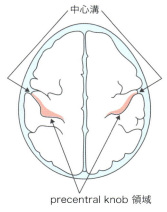

図4 precentral knob 領域

2）手口感覚症候群

手口感覚症候群は，一側の手と同側の口周囲のしびれをきたす一見心因性のような分布を示す症候群である．責任病変で最も日常診療で出会う確率が高いのは，視床病変である．視床後外側部は，図5に示すような体性感覚の局在性の再現があり，口唇と手指が近接した位置関係にある．そのため，図5の○で示した領域に微小な血管障害が生じると，この症候群を発症することになる．

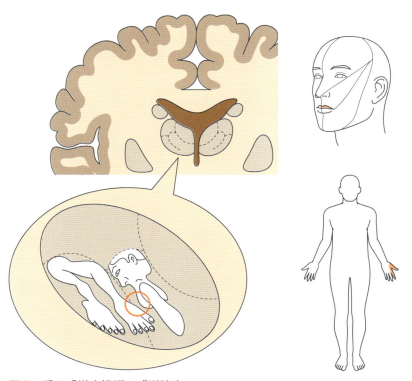

図5 手口感覚症候群の感覚障害

3）延髄外側症候群

病変が延髄外側の背側か腹側かによって，奇妙な感覚障害をきたしうる[2]．

非典型的延髄外側症候群①

三叉神経脊髄路と脊髄路核のうち，第1枝と第2枝の領域のみに障害が及び，外側脊髄視床路が合わせて障害されると，病巣側の顔面の上側と対側の躯幹，上下肢の感覚障害が生じる（図6）．

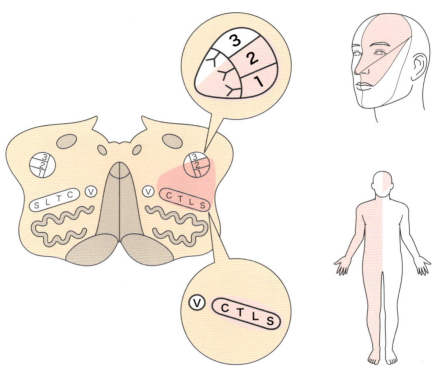

図6　非典型的延髄外側症候群①

非典型的延髄外側症候群②

　　三叉神経視床路と外側脊髄視床路が同時に障害されると，対側の顔面全体と躯幹，上下肢の感覚障害が生じる（図7）．

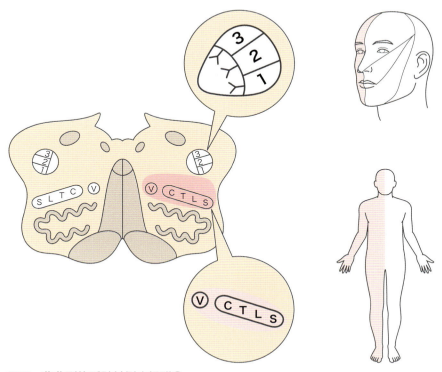

図7　非典型的延髄外側症候群②

非典型的延髄外側症候群③

三叉神経脊髄路と脊髄路核，三叉神経視床路，外側脊髄視床路が同時に障害されると，両側の顔面全体と対側の躯幹，上下肢の感覚障害が生じる（図8）．

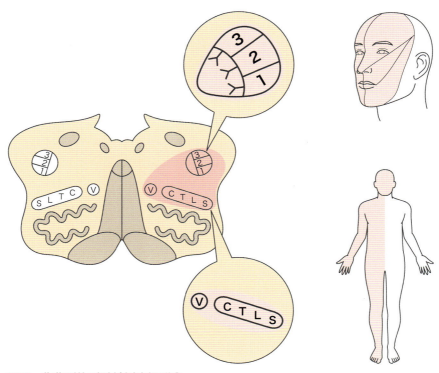

図8 非典型的延髄外側症候群③

非典型的延髄外側症候群④

　三叉神経脊髄路と脊髄路核のうち，第2枝，第3枝に限局した障害が起こると，病巣側の顔面の下半分のみの温痛覚障害をきたす（図9）．

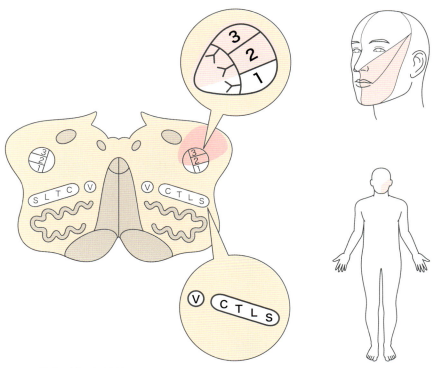

図9　非典型的延髄外側症候群④

非典型的延髄外側症候群⑤

　外側脊髄視床路の内側で，頸部，胸部にあたる部位と三叉神経視床路が障害されると，対側の顔面全体と上半身の温痛覚障害をきたしうる（図10）．

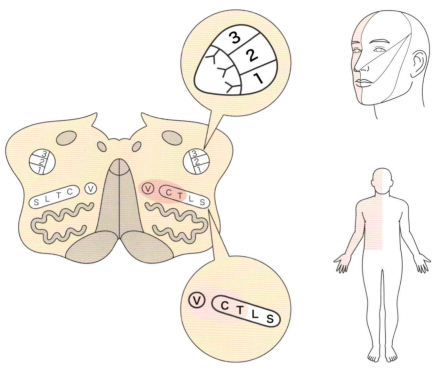

図10　非典型的延髄外側症候群⑤

非典型的延髄外側症候群⑥

外側脊髄視床路の外側で，腰髄，仙髄にあたる部位のみ障害されると（図11），対側の躯幹から下肢のみの感覚障害をきたしうる（図12）．

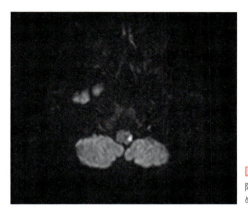

図11　頭部MRI（延髄レベルの横断面）
障害部位は，延髄外側にMRI拡散強調画像で高信号域を認める．

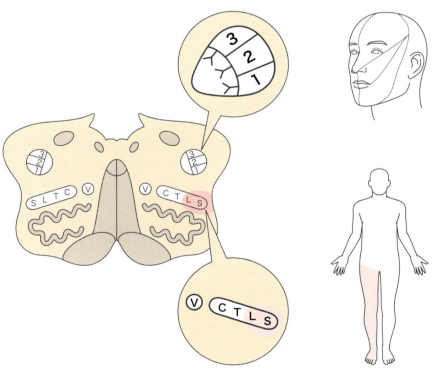

図12　非典型的延髄外側症候群⑥

5 非専門医の立場での診断

　頭蓋内疾患によるしびれが疑われ，画像検査が可能なら，まず頭部CTで出血性病変を除外する．ここで述べた非典型例はいずれも，微小な梗塞によって起こることが多い．したがって，頭部CTに異常がない場合は，頭部MRIを施行すべきである．その際，特に延髄外側症候群においては，発症早期ではMRIを施行したとしても偽陰性となる場合がある．急性前庭症候群を対象にした研究ではあるが，**脳梗塞による急性前庭症候群を呈した症例の12％が48時間以内のMRI拡散強調画像が正常**であったとの報告がある[3]．延髄外側症候群など脳幹の微小な梗塞が疑われた場合，早期のMRIに異常ない場合でも，発症から72時間以上経過してから頭部MRIを再検するなどの慎重さが必要である．

6 治療・コンサルト

　頭蓋内疾患によるしびれが疑われ，画像検査が施行できない状況なら，施行可能な施設の神経内科もしくは脳神経外科へ迅速に紹介することが望ましい．画像評価なしに治療は困難である．

　画像評価が可能であっても，異常を指摘できない場合は，神経内科もしくは脳神経外科にコンサルトすべきであろう．

　また，治療に関しても，病態生理によって治療が異なってくるため，画像の異常にかかわらず神経内科もしくは脳神経外科にコンサルトが望ましい．

文献

1) 柿沼佳渚子，他：偽性尺骨神経麻痺で発症した内頸動脈狭窄に伴う進行性脳梗塞．臨床神経学，50：666-668，2010
2) 荒木信夫：延髄外側症候群．神経内科，47：349-358，1997
3) Kattah JC, et al：HINTS to diagnose stroke in the acute vestibular syndrome: three-step bedside oculomotor examination more sensitive than early MRI diffusion-weighted imaging. Stroke, 40：3504-3510, 2009

コラム

表在感覚の診かた

● 痛覚

　ルコール綿のパックの角を使って行えば，特別な道具を使用せず可能である．感覚障害の部位と対照部位を比較するとき，「どちらが弱いか」という聞き方をすると，無理にでも「こちらが弱い」と答えてしまうため，「感じ方は同じか」と聞いたほうが，正確に評価できることが多い．

　感覚障害の境界を検査する場合は，右図のように鈍麻している側から対照部位に向けて刺激を加えていくとよい．

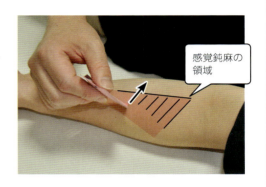

感覚鈍麻の領域

● 触覚

　解離性感覚障害を評価する際は，触覚の診察が必要となる．下図のように捻ったティッシュペーパーで皮膚を軽くなぞるようにして診察する．

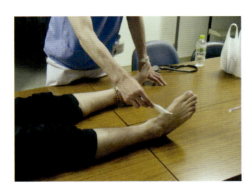
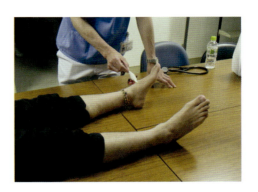

第1章 頭蓋内病変でのしびれ

脳神経障害

1 顔面の知覚路

三叉神経の末梢での走行
- 第1枝→上眼窩裂→海綿静脈洞→頭蓋内
- 第2枝→正円孔→海綿静脈洞後方→頭蓋内
- 第3枝→卵円孔→頭蓋内

三叉神経の中枢での解剖
- 顔面の触覚→三叉神経主知覚核→交叉して上行
- 顔面の温痛覚→三叉神経脊髄路核→交叉して上行

　脳神経領域のしびれは，顔面のしびれを意味することになり，その支配は三叉神経となる．三叉神経は，末梢では，第1枝：眼神経，第2枝：上顎神経，第3枝：下顎神経の3本で顔面の感覚を担っている．図1に示すように第1枝は，鼻尖部から眼，上眼瞼，額部，第2枝は，鼻翼部，上口唇，下眼瞼，第3枝は，下口唇，顎部，耳前部の感覚を受容している．

　第1枝は，眼窩内に入り上眼窩裂を，第2枝は，眼窩下管から頭蓋骨に入り正円孔を，第3枝は卵円孔を通って，それぞれ頭蓋内に入る（図1）．また，第1枝は，上眼窩裂を通ったあと海綿静脈洞（図2）の外側壁に沿って走行し，橋に至る．第2枝は，この図では描けていないが，海綿静脈洞後方部分ではじめて海綿静脈洞外側壁を通ることになる．海綿静脈洞全長にわたって存在するのは第1枝となる．

　橋では，顔面の触覚は，図1に示す三叉神経主知覚核に入り，交叉し上行し視床を経て，大脳皮質知覚野に至る．温痛覚は，同側を延髄まで下行し，頭尾側に細長い三叉神経脊髄路核に至る．第1枝は，一番腹外側に局在し，内背側に向かい第2枝，第3枝の順に局在性をもって並ぶ．また，第1枝から第3枝それぞれの線維Aは，三叉神経脊髄路核の頭側に終わる．顔面の周辺部の線維B，Cはそれぞれ，B，Cの順で尾側に並ぶ．このため延髄レベルや頸髄からの病変では顔面周辺部から温痛覚障害となる．また，三叉神経脊髄路核の障害では，触覚が保たれる感覚解離が生じる．

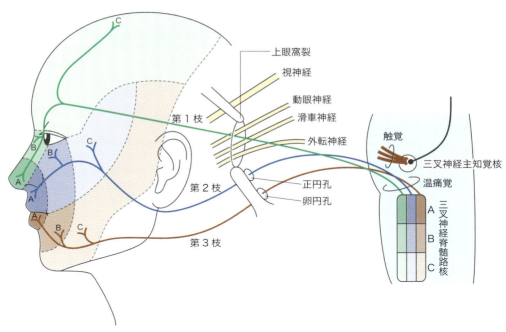

図1　三叉神経の走行
━━と▉の領域は三叉神経第1枝，━━と▉の領域は三叉神経第2枝，━━と▉の領域は三叉神経第3枝，それぞれの走行と知覚領域を示す．第1枝は，眼窩内に入り上眼窩裂を，第2枝は，眼窩下管から頭蓋骨に入り正円孔を，第3枝は卵円孔を通り，頭蓋内に入る．顔面の第1枝から第3枝の触覚は，橋の三叉神経主知覚核に入る．三叉神経主知覚核は温痛覚の三叉神経脊髄路核と違って玉ねぎの皮状の知覚分布は示さない．

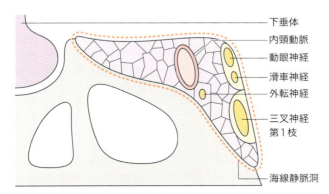

図2　海綿静脈洞の冠状断
海綿静脈洞の外側上方から動眼神経，滑車神経，三叉神経第1枝が並ぶ．内頸動脈の近傍に外転神経が位置する．┄┄で囲む領域が海綿静脈洞とよばれる．

2 想起

一側の顔面全体，額，頬部，顎部のしびれ．

3 典型例

1）三叉神経障害のみによる感覚障害

①帯状疱疹（図3❶）

皮疹に先立ち，三叉神経領域に持続性の刺すような痛みと異常感覚が出現する．異常感覚は，痛覚や触覚に対して過敏となる．**第1枝に起こる頻度が高い**ため，角膜障害をしばしば合併することを忘れてはいけない．

②小脳橋角部の腫瘍（図3❷）

三叉神経根の圧迫により，三叉神経領域に感覚障害をきたす．

③結合組織病（図3❸）

全身性エリテマトーデスやシェーグレン症候群での三叉神経障害の報告はあるものの，**混合性結合組織病（MCTD）が最も頻度が高く**，結合組織病のなかでの三叉神経障害は，MCTDに特徴的と言ってもよい．他の脳神経障害を伴わず三叉神経単独で発症することが多い．また，MCTDでは抗RNP抗体とRaynaud現象との関連性が高いとされている．感覚低下が多いが，時に異常感覚として第2枝，第3枝に始まり，徐々に広がる[1]．

2）三叉神経障害と他の脳神経障害を合併する

①視力障害を合併

眼窩尖端症候群：図4❶に示す部位での障害で，**視神経障害**と動眼神経・滑車神経・外転神経障害による複視，三叉神経第1枝障害が生じる．

②複視，眼瞼下垂を合併

上眼窩裂症候群：眼窩尖端症候群と違い，**視神経障害を合併せず**，動眼神経・滑車神経・外転神経障害による複視，三叉神経第1枝障害が生じる（図4❷）．

海綿静脈洞症候群：海綿静脈洞前方での障害では，上眼窩裂症候群と症状は同じであるが，海綿静脈洞後方の障害では**三叉神経第2枝の障害を合併**する（図4❸）．

③顔面神経麻痺，聴力障害を合併

図3❷に示す小脳橋角部領域の障害で，顔面神経および聴神経の障害を随伴する．聴神経腫瘍，髄膜腫，転移性腫瘍などの腫瘍性疾患が主である．

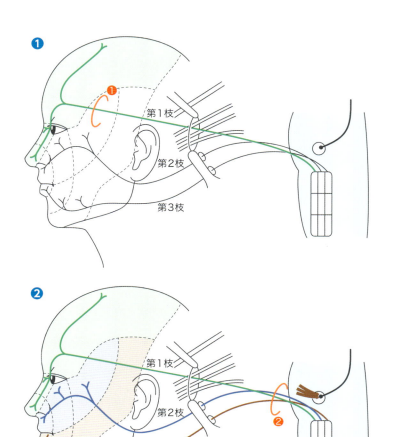

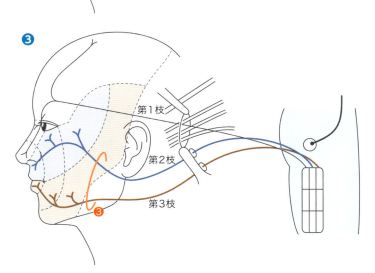

図3 三叉神経障害のみ感覚障害

❶は帯状疱疹による三叉神経第1枝の障害（❶）のイメージ，❷は小脳橋角部の腫瘍などによる三叉神経根での障害（❷）のイメージ，❸は結合組織病による三叉神経第2，3枝の障害（❸）のイメージ．

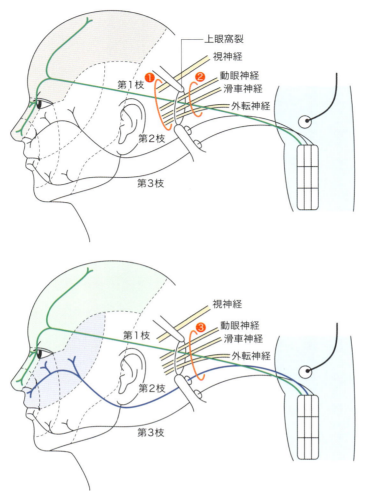

図4 三叉神経障害と他の脳神経障害を合併した場合
それぞれ，眼窩尖端症候群（❶），上眼窩裂症候群（❷），海綿静脈洞症候群（❸）にて障害される部位を示す．

4 非典型例

1) 両側の三叉神経障害

MCTD

前述したように一側の第2枝，第3枝に始まり，徐々に広がるが，最終的には両側に及ぶ．そのため，両側の顔面の感覚低下やしびれを訴えて来院され，両側三叉神経障害が示唆される場合は，病歴でどちらか一側で発症していなかったか問診する必要がある．

2) 三叉神経の末梢分布を呈さない顔面のしびれ

① numb chin症候群

三叉神経第3枝である下顎神経の末梢分枝の下歯槽神経は，オトガイ孔を出てオトガイ神経となる．この**オトガイ神経は，オトガイ部と下口唇の感覚を担っている**ため，この症候群では図5■のような領域に一側の感覚障害が生じる．稀に両側性の場合もある．原因疾患は，悪性腫瘍によるものが圧倒的に多い．numb chin症候群136例を検討した結果では，40.4％が乳癌，20.5％が非ホジキンリンパ腫，6.6％が前立腺癌の順で多かった．機序としては，腫瘍による直接浸潤や傍腫瘍性症候群などが考えられている．時に悪性腫瘍の原発巣の症状より先に発症する．腫瘍以外の原因としては，血管炎，歯科疾患などさまざまである[2]．

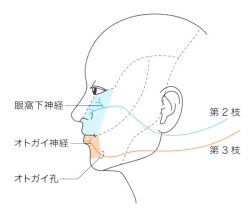

図5 numb chin症候群，numb cheek症候群

オトガイ神経はオトガイ部と下口唇，眼窩下神経は頬部と上口唇の感覚を担っている．

② numb cheek症候群

numb chin症候群に似た症候群であるが，numb cheek症候群は，三叉神経第2枝である上顎神経の末梢分枝の眼窩下神経の障害である．**眼窩下神経の感覚支配は，頬部，上口唇の領域を担っている**ため，この症候群では図5■のような感覚障害を生じる．原因疾患としては悪性腫瘍が多く，そのなかでも扁平上皮癌が多いとされる[3]．

③ 手口感覚症候群

「第1章-1 頭蓋内病変」で述べた手口感覚症候群では，一側の口周囲のしびれを主訴に受診することがしばしばある．一見，三叉神経の分枝領域のような分布を示すが，同時に一側上肢のしびれに気づくことで診断できる．

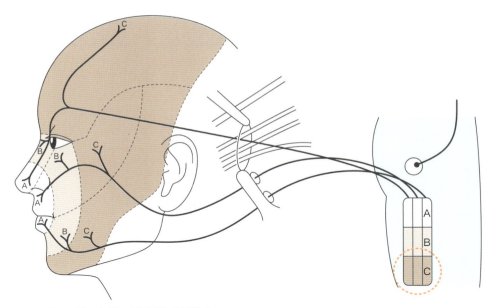

図6 玉ねぎの皮状の温痛覚感覚障害
上位頸髄の病変では，下方から病変が及べば，玉ねぎの皮状に温痛覚感覚障害をきたす．

④上位頸髄から延髄病変

温痛覚を伝える三叉神経脊髄路はC3高位まで下降しており，「❶ 顔面の知覚路」で解説したように，髄内の三叉神経脊髄路核では，顔面周辺が尾側に，鼻・口部が頭側に配置されており感覚障害は，**玉ねぎの皮状になる**（図6）．

3) 中枢性病変でありながら，三叉神経障害様の感覚障害を呈する

①延髄外側症候群

「第1章-1 頭蓋内病変」で述べた，延髄外側症候群において三叉神経脊髄路と脊髄路核のうち，第2枝，第3枝に局限した障害が起こると，病巣側の顔面の下半分のみの温痛覚障害をきたす．一側の三叉神経領域の感覚障害ではあるが，中枢性病変でも起こりうる．鑑別としては，三叉神経の第3枝には運動線維が含まれているため，**第3枝障害では病変側の外翼突筋の麻痺が起こり，開口するとオトガイが麻痺側に偏位する**．延髄外側症候群による感覚障害では，この偏位はみられない．外翼突筋は下顎を前方反対方向に押し出す作用をもった筋であるため，麻痺によって麻痺側の偏位が起こるとされる．

②橋梗塞

三叉神経入口部の微小な梗塞によって，三叉神経領域の感覚障害のみを呈した報告がある[4]．

③多発性硬化症

橋梗塞と類似で，三叉神経入口部に局限した脱髄病変で三叉神経領域の感覚障害が生じる．

5 非専門医の立場での診断

1）帯状疱疹

　　　　帯状疱疹では，**皮疹に先立ち最大6日ほど先行し，三叉神経領域の異常感覚が出現してくる**ため，三叉神経分枝のみの感覚障害で受診した患者には，皮疹が出現しうることを説明し，出現した場合は直ちに再診をするよう指示しておく必要がある．特に，第1枝領域の頻度が高いうえに，鼻尖，鼻背部に皮疹を認めた場合は，眼合併症の確率が高くなるため，眼科受診が必須となることを留意しておくべきである．

2）MCTDに合併する三叉神経障害

　　　　MCTDでは，Raynaud現象が97.4％，指・手指の腫脹が91.8％と陽性頻度が高い[1]．ゆえに，皮疹の出現しない第2枝，第3枝の障害では，Raynaud現象や指・手指の腫脹を認めるようなら抗RNP抗体を測定する価値がある．

3）画像診断の適応

　　　　三叉神経領域のしびれをきたす原因疾患として，上記以外では画像診断が必須となる．

①脳幹部MRIの適応

　　　　顔面神経，聴神経症状がある三叉神経障害なら，小脳橋角部の腫瘍を疑い脳幹部thinスライスを造影で撮像することが望ましい．多発性硬化症や橋梗塞，延髄梗塞では拡散強調画像が必要である．

②眼窩〜海綿静脈洞MRIの適応

　　　　盲目的に頭部MRIを撮るのではなく，視神経障害や複視を伴う三叉神経障害なら眼窩〜海綿静脈洞を狙ったMRIを撮像すべきである．

③上顎，下顎MRIの適応

　　　　numb chin症候群やnumb cheek症候群を疑ったら，腫瘍性病変を検索するために上顎，下顎を狙った造影MRIの撮像が望ましい．

④頭部MRI

　　　　手口感覚症候群の多くは視床病変であるため，頭部MRIを撮像する．血管障害がほとんどのため，単純MRIでよい．

⑤頸髄MRI

　　　　顔面周囲に強い感覚障害を認めた場合は，上位頸髄を狙った頸髄MRIが必要である．

6 治療・コンサルト

　　　　三叉神経領域のしびれの場合，治療以前に診断確定のためにコンサルトが優先される．突然発症なら脳血管障害が疑われるため，脳神経外科もしくは神経内科にコンサルトすべ

きであろう．帯状疱疹で特に第1枝領域なら皮膚科と眼科へのコンサルトが必要と思われる．MCTDが疑われた場合，抗RNP抗体の陽性が判明した場合は膠原病内科にコンサルトすべきであろう．原因が特定できない場合，視神経障害，複視，顔面神経麻痺，聴神経障害，玉ねぎ状の感覚障害を呈した場合は，神経内科へのすみやかなコンサルトが必要である．

文献

1）岡田 純：特殊な病態の臨床と治療 三叉神経障害．日本内科学会雑誌，85：1244-1247，1996
2）Galán Gil S, et al：Malignant mental nerve neuropathy: systematic review. Med Oral Patol Oral Cir Bucal, 13：E616-E621, 2008
3）Campbell WW Jr：The numb cheek syndrome: a sign of infraorbital neuropathy. Neurology, 36：421-423, 1986
4）木下良正，他：孤発性三叉神経症で発症したroot entry zone部橋梗塞の2症例．Brain and nerve：神経研究の進歩，60：175-179，2008

第2章 脊椎・脊髄疾患でのしびれ

頸椎症

1 頸椎症の病理

頸椎の加齢変性とともに発症するため，頸椎症は中高年齢に多い．頸椎症は，神経根症と脊髄症の2つが知られているが，頸部神経根症は40〜60歳代，頸椎症性脊髄症は70歳代が平均発症年齢とされる．神経根症は，椎間板ヘルニアや椎間板の膨隆，骨棘などによって**神経根が椎間孔にて圧迫**されて発症する（図1）．脊髄症は，神経根症と同様の加齢性変化や脊柱靱帯の肥厚などにより，脊柱管内が狭小化し，**脊髄組織が圧迫**されて発症する（図2）．

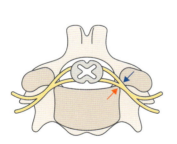

図1　頸部神経根症
鉤椎関節（Luschka関節）の骨棘（→）あるいは椎間関節（→）により椎間孔狭窄をきたした場合を示している．

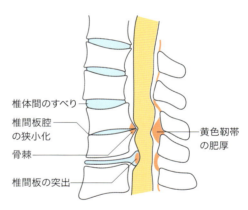

図2　頸椎症性脊髄症
頸椎の椎間板変性，骨棘形成，椎間関節の変性，脊柱靱帯（後縦靱帯か黄色靱帯）の肥厚，頸椎の加齢現象による脊髄への圧迫を示している．

2 想起

一側上肢もしくは両上肢，四肢のしびれが，**うがい，飲料の摂取，点眼**など頸部の後屈で増悪，もしくは出現した場合に想起する．

3 典型例

頸椎症性脊髄症と頸部神経根症は，病態や症候が異なるため，分けて解説する．

1）頸椎症性脊髄症

服部の分類によれば，図3に示すように脊髄症の進展様式は，まず圧迫によりIで示す領域である**脊髄中心部の灰白質に病変が生じ髄節症候**をきたし，**圧迫の増大に伴い，ⅡからⅢへと脊髄周辺部に広がり索路症候**が出現する[1]．したがって，頸部脊髄症の自覚症状は，脊髄中心部の灰白質の障害である手指のしびれで発症する．障害の強い片側の手指のしびれで発症し，対側にもしびれが及び，両上肢の感覚障害をきたすとされる（図4❶）．進行すると上肢の筋力低下も出現し，続いてⅡの領域にある錐体路が障害され，病変側の下肢深部腱反射亢進など下行性運動路の障害が出現する（図4❷）．Ⅲの領域に病変が及ぶと，後索と脊髄視床路などの上行性感覚路が障害を受け，下肢のしびれが出現し，最終的には歩行障害が出現していくのが典型的な進展様式である（図4❸）．

頸椎症性脊髄症の高位診断では，表に示すように，椎間高位がC3/4なら知覚の髄節ではC5～6で①の領域，C4/5なら髄節ではC7で②の領域，C5/6なら髄節ではC8で③の領域，C6/7なら髄節ではT1で④の領域に感覚障害が分布する．**感覚障害の分布は，筋力低下や深部腱反射の異常より優位**に脊髄症の高位診断に有用である[2]．

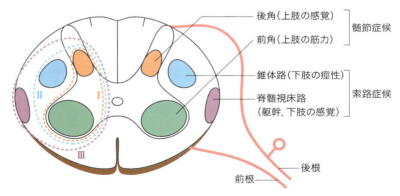

図3　脊髄症の進展様式
脊髄横断面．左は脊髄の圧迫による障害領域を示す．Ⅰは脊髄中心部の灰白質の障害で，髄節症状を引き起こす．ⅡからⅢへと脊髄周辺部の索路に広がると下肢の錐体路障害や体幹や下肢の感覚障害である索路症状が出現する．

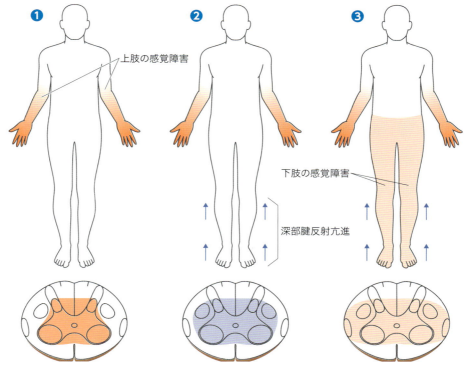

図4 脊髄症の進展様式と症状
❶：図3 Ⅰの領域の障害では，手の感覚障害が出現する．❷：図3 Ⅱの領域の障害では，両下肢の痙性が出現するため深部腱反射が亢進する．❸：図3 Ⅲの領域の障害では，両下肢の感覚障害が出現する．

表 脊髄症の高位診断

椎間高位	C3/4	C4/5	C5/6	C6/7
知覚髄節高位	C5〜6	C7	C8	T1
Hoffmann反射	亢進	亢進	亢進	消失
知覚障害	①	②	③	④

椎間高位と知覚の髄節高位にずれがある．椎間高位でC5/6より上位の病変でHoffmann反射（後述）は亢進する．

2）頸部神経根症

　一側の頸部，肩甲骨周辺部から上肢に放散する痛みがしびれに先行するのが最大の特徴であり，**痛みが先行しない脊髄症との最大の鑑別点**でもある．片側の肩甲上部，肩甲間部，肩甲骨部のいずれかの痛みが，平均して1カ月ほど前に先行するとされている．C5，6では図5のように肩甲上部，C7では肩甲間部，C8では肩甲骨外側といった肩甲部に痛みが走るとされる．したがって，神経根症を疑った場合は，先行する上肢の痛みだけでなく肩甲部の痛みも問診すべきである．

　上肢に放散する痛みを確認するには，図6に示す肢位をとらせ，上肢外側，背側，内側のいずれの部位に痛みがあるのかをみていく．神経根症の発症頻度は，C7，C6，C8の順に多いとされ，**上腕，前腕の外側に痛みがあればC6神経根症，腕の背側に痛みがあればC7神経根症，上腕，前腕の内側に痛みがあればC8神経根症**が示唆される．

　しびれの部位が，図7のデルマトームに示すよう単一神経根に一致していれば高位診断が可能である．

図5　頸部神経根症における痛みの分布
肩甲上部はC5，6，肩甲間部はC7，8，肩甲骨外側はC8とされる．

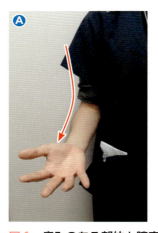
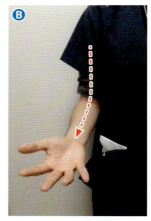
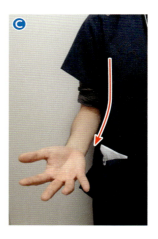

図6　痛みのある部位と障害神経根の関係
Ⓐ：上肢外側に痛みがあればC6神経根症，Ⓑ：上肢の背側に痛みがあればC7神経根症，Ⓒ：上肢の内側に痛みがあればC8神経根症．

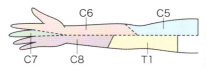

図7　上肢のデルマトーム
上腕橈側がC5，母指と示指から前腕がC6，中指がC7，環指と小指から前腕がC8，上腕尺側がT1となっている．

4 非典型例

1）頸椎症性脊髄症

図8に示すような手袋・靴下型の多発性ニューロパチーに類似した感覚障害の分布を呈することがあり，報告にもよるが頸椎症性脊髄症の10％前後とされる[3]．脊髄症によって手袋・靴下型類似の感覚障害を引き起こす機序は，脊髄後索内に図9のような体性局在が存在することが関与していると思われる[4]．また，脊髄病理からの考察では，脊髄症が進行すると脊髄は前後に扁平化し，灰白質の後角だけでなく，後索も脆弱性が高いため，まさに，手袋・靴下の領域が障害を受けやすいとされる．この2つの機序により頸椎症性脊髄症で，手袋・靴下型多発性ニューロパチー類似の感覚障害を呈しうる[5]．**多発性ニューロパチーとの鑑別は，図10の■に示すように側索も障害部位に含まれるため，下肢深部腱反射亢進や「⑤ 非専門医の立場での診断」で解説するfinger escape signやHoffmann反射が認められる**．

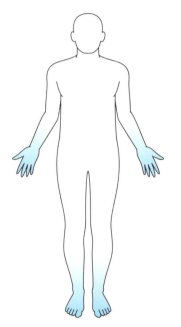

図8　手袋・靴下型の感覚障害

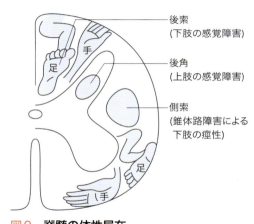

図9　脊髄の体性局在
後索には手と足の領域が局在している．

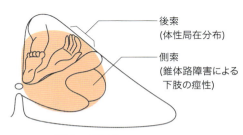

図10　脊髄の扁平化
脊髄が扁平化すると■の部分が障害される．

2）頸部神経根症

頸部痛がなく，spurling test（後述）が陰性例では，手根管症候群（第3章-7）や肘部管症候群（第3章-8）などの絞扼性神経障害との鑑別が問題となる．しびれが単一神経根に一致していれば診断可能である．手根管症候群とC6神経根症との鑑別のポイントは，**手根管症候群における正中神経麻痺では，手背にしびれが及ぶことがない点**である．C8と肘部管症候群の鑑別のポイントは**環指の橈側と尺側の知覚解離**である．尺骨神経麻痺と違いC8神経根症では，この知覚解離が起こることはない．

神経根症では，それぞれの神経根に一致したしびれを必ずしも示さないことがある．その場合は，しびれが最も強い指がどの指かを同定することが，高位診断につながってくる．一番しびれているのが**母指**なら**C6**，**示指**もしくは**中指**なら**C7**，**小指**なら**C8**となる．筋力低下や深部腱反射の異常より，この感覚障害の分布を押さえておければ，非専門医でも神経根症の高位診断が可能となる．

5 非専門医の立場での診断

非専門医の立場としての診断は，まずは典型的しびれを把握することが第一であるが，いくつかの診察を行うことで，さらに診断に近づくことができる．

1）頸椎症性脊髄症

錐体路まで障害が及んでいるかを確認する方法に，手の症候として finger escape sign と10秒テストが知られている．日常診察で容易にできるため，頸椎症性脊髄症のベッドサイドでの診断に有用である．

finger escape signは，患者に図11に示すように，両手を回内位にして，前方に挙上してもらい，すべての指をしっかり閉じて30秒間伸展するように指示する．頸椎症性脊髄症では，重症度に応じて，**軽度なら小指の内転保持が困難**になるのみであるが，進行すると**中指の伸展保持まで困難**となってくる．

10秒テストは，患者に両手を前に挙上してもらい，手掌を下にして「グー」「パー」をできるだけ速くくり返してもらい，10秒間でできる回数を数える．脊髄症の重症度と相関するとされ，**頸椎症性脊髄症では21〜22回以下**とされる[6]．

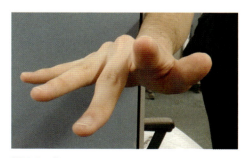

図11　finger escape sign
小指が外転，環指が外転・屈曲，中指が屈曲している．

反射では，Hoffmann反射がほとんどの頸椎症性脊髄症で陽性となる．この反射の**反射弓がC8**であり，頸椎症性脊髄症はそれより上位に起こるためとされる．患者の患側の中指近位指節間（PIP）関節を伸ばして，患者の中指の爪を検者の母指で掌側にすばやく弾き，母指が内転した場合を陽性とする（図12）．

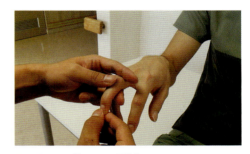

図12　Hoffmann反射

画像診断が可能な環境の場合

　無症状でもMRI画像を施行すると，年齢とともに頸椎症性変化の頻度が上昇し，60歳以上では頸椎症性変化が85％以上に認められ，脊髄圧迫所見が7.6％に認められる[7]．そのため，現在の神経症状が，頸椎症によるものと判断するためには，症状と画像に整合性がなければならない．よって，神経症状からの高位診断が重要となってくる．

　高位診断には，障害髄節で支配される筋の筋力低下，デルマトームに一致したしびれもしくは感覚障害，深部腱反射の異常などにより行われる．非専門医にとってこれらをマスターするのは容易ではない．非専門医の立場での高位診断は，**表**に示す感覚障害の分布を押さえるのが現実的で，効率もよい．

2）頸部神経根症

Spurling testはよく知られているテストである．頸椎を患側に側屈し，さらに後屈させた状態で，図13のように頭部に上から下に力を加えたとき，頸部から肩，上肢に放散する痛みが出たときを陽性とする．**感度は28〜92％**であるが，**特異度86〜100％**とされる[8]．

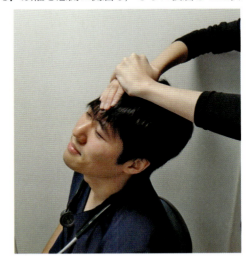

図13　Spurling test
頸椎を患側に側屈し，さらに後屈させた状態で，頭部に上から下に力を加える．

6 非専門医の立場での治療

1）頸椎症性脊髄症

　手のしびれのみの軽症例が対象と思われる．頸椎固定，生活指導は短期的には有効とされる．生活指導では，不良な姿勢の改善を指導する．顎を適度に引き，胸を張った状態であり，頸椎は過度に前屈も後屈もしない状態が，頸椎にとってよい姿勢とされる．

　また，日常生活での過度な頸椎の後屈を避け，適切な枕や寝具の選択も重要となる．

2）頸部神経根症

　基本的治療は，保存的加療であり，頸椎固定もしくはNSAIDs，プレガバリン（リリカ®）などの内服薬が中心となる．1～2カ月の保存的加療により65～80％で症状改善するとされる[9]．頸椎固定では，2週間程度で効果が現れることが多い．ウレタンやスポンジ製の頸椎軟性カラーは，主に頸椎の前後屈運動を制動するもので，非専門医でも指導が可能である．

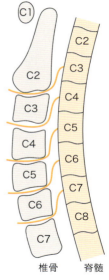

図14　脊椎高位と脊髄高位のズレ

> **メモ**
> **脊髄症の注意点：椎骨の高位と脊髄の高位のズレ**
> 　図14に示すように，例えば頸椎C5/6の高位では，障害される神経根はC6であるが，C5/6の椎間板ヘルニアによる脊髄症では，運動はC7，知覚はC8が障害されることになる．運動と知覚の高位が異なることに注目する必要がある．脊髄症では，椎骨の高位に対して，運動では1髄節，知覚は2髄節上位にずれていることを理解しておく必要がある[10]．覚え方は，例をあげるとC5/6の椎間高位なら下の椎体であるC6に1を足せば脊髄高位はC7となる．

> **メモ**
> **日内変動による神経根症と脊髄症の鑑別**
> 　慢性経過の神経根症は，朝に改善し午後から夕方にかけてしばしば悪化する．脊髄症では日内変動はほとんどない[11]．

7 コンサルトのタイミング

1）頸椎症性脊髄症

①画像診断が可能な場合

臨床的高位診断と画像所見の一致を確認し，「❸ **典型例**」で示した，図3のⅠで示す領域である脊髄中心部の灰白質の病変で，手のしびれのみで留まっている場合は，経過をみれる．ただし，しびれのみの時期でも，**頸椎の後屈などで頻回に増悪をくり返す場合**は，整形外科にコンサルトすべきである．

図3のⅡからⅢへと脊髄周辺部の索路に病変が広がり，**錐体路徴候として下肢深部腱反射が出現するようなら手術適応**となるため，整形外科にコンサルトすべきである．

②画像診断が困難な環境な場合

臨床的に頸椎症性脊髄症が疑われた時点で，今後の方針を決めてもらうためにも一度は整形外科にコンサルトしておく．

2）頸部神経根症

①画像診断が可能な場合

頸椎MRIを施行し，臨床的高位診断と画像所見が一致するようなら保存的加療を試みる．基本的に保存的治療によく反応するため，手術適応は少ない．1～2カ月の**保存的治療にもかかわらず難治性の疼痛や筋力低下が進行する**症例は整形外科への紹介が必要となる．

②画像診断が困難な場合

早期診断のため，臨床的に頸部神経根症が疑われたなら一度は整形外科にコンサルトしておくのが望ましい．

■ 文献

1）服部 奨, 他：頸部脊椎症性ミエロパチーの病態と病型．臨整外, 10：990-998, 1975
2）星地亜都司：頸部脊髄症の神経学的高位診断チャートのEBMは？ 脊椎脊髄, 19：1002-1005, 2006
3）吉山容正, 他：偽多発神経炎型感覚障害を呈する頸椎症性脊髄症．臨床神経学, 35：141-146, 1995
4）Schvarcz JR：Functional exploration of the spinomedullary junction. Acta Neurochir（Wien）, 24：179-185, 1977
5）亀山 隆：頸椎症性脊髄症の感覚障害．脊椎脊髄, 30：117-125, 2017
6）和田英路, 他：脊椎脊髄疾患における注目すべき症状Myelopathy hand．脊椎脊髄, 18：573-577, 2005
7）Matsumoto M, et al：MRI of cervical intervertebral discs in asymptomatic subjects. J Bone Joint Surg Br, 80：19-24, 1998
8）Simpson R & Gemmell H：Accuracy of spinal orthopaedic tests: a systematic review. Chiropr Osteopat, 14：26, 2006
9）Murphy DR, et al：A nonsurgical approach to the management of patients with cervical radiculopathy: a prospective observational cohort study. J Manipulative Physiol Ther, 29：279-287, 2006
10）平林 洌, 他：単一椎間固定例からみた頸部脊椎症の神経症状．臨整外, 19：409-415, 1984
11）Katz JN, et al：The carpal tunnel syndrome: diagnostic utility of the history and physical examination findings. Ann Intern Med, 112：321-327, 1990

コラム

上肢の深部腱反射

- **上腕二頭筋腱反射**

  検者の上肢の上に患者の腕を置いてもらい，上腕二頭筋の腱に母指を当てて，その上からハンマーで叩き，上腕二頭筋の収縮による肘の屈曲具合を評価する．

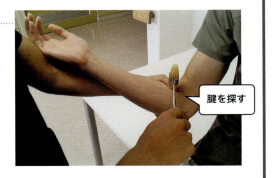

- **腕橈骨筋腱反射**

  患者の上肢を屈曲させ，検者が軽く支え，手首より3横指上方を軽くハンマーで叩く．腕橈骨筋による肘の屈曲具合を評価する．

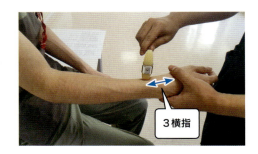

- **上腕三頭筋腱反射**

  軽く患者の腕を検者が持ち，肘を60°ほど屈曲させた状態で，肘頭から3横指上方をハンマーで叩く．上腕三頭筋の収縮による前腕の伸展具合を評価する．

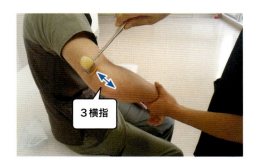

- **Hoffmann反射**

  患者の患側の中指指節関節を伸ばして，患者の中指の爪を検者の母指で掌側にすばやく弾いた際，母指が内転した場合を陽性とする．

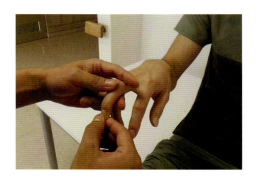

腰椎，腰部脊柱管内疾患

腰椎，腰部脊柱管内疾患では，主にヘルニアによる神経根症と，さまざまな原因による3つの症候群（馬尾症候群，円錐部症候群，円錐上部症候群）が知られている．実際の臨床においては，これらの症候群は互いに合併することも多く，鑑別が容易でないことも多い．特に高齢者では，画像検査を施行すると，腰椎椎間板ヘルニアなどが偶然にも同定されることはしばしばある．ヘルニアにanchoringしてしまい，本来の病変を見落としてしまう恐れがある．したがって，高位診断には，**馬尾症候群では疼痛と間欠跛行，円錐部症候群では会陰部の感覚障害と高度な膀胱直腸障害，円錐上部症候群は下肢の運動麻痺**といった，それぞれの特徴を理解しておく必要がある．

1 想起

一側下肢もしくは両側のしびれ．

2 典型例

1）腰椎神経根症（表1）

一側下肢の急性発症の疼痛が先行するしびれ．

腰椎椎間板ヘルニアによる神経根症は，**急激な一側の下肢痛での発症が特徴的**である．下肢痛の発症機序は，神経根や馬尾の機械的圧迫だけでは生じにくく，後根神経節の圧迫が大きく関与していると考えられている．そのため，下肢痛を認める場合は，脊柱管内の馬尾での障害よりは，むしろ椎間孔部での圧迫を念頭に入れるべきである（図1：で示す領域）．

疼痛が出現する部位も重要で，膝関節内側から下腿に痛みがある場合はL4神経根障害が疑われる．**下腿外側から足背ではL5神経根障害，腓腹部から足外側ではS1神経根障害**を疑う（図2）．感覚障害の同定は，ASIA（American Spinal Injury Association）重症度スケールで使用されているkey sensory pointを使用すると便利である（図3）[3]．

表1　腰部神経根障害と診察所見

徴候，症状	神経根の障害部位		
	L4神経根	L5神経根	S1神経根
緊張徴候	FNST，SLRT	SLRT	SLRT
感覚障害	下腿内側	下腿外側から足背	足外側
深部腱反射	膝蓋腱反射 低下～消失		アキレス腱反射 低下～消失
筋力低下	大腿四頭筋（膝伸展）	母趾背屈 足関節背屈 足関節内反	母趾底屈 足関節底屈

FNST，SLRTについては図4，5を参照
文献1より改変して転載

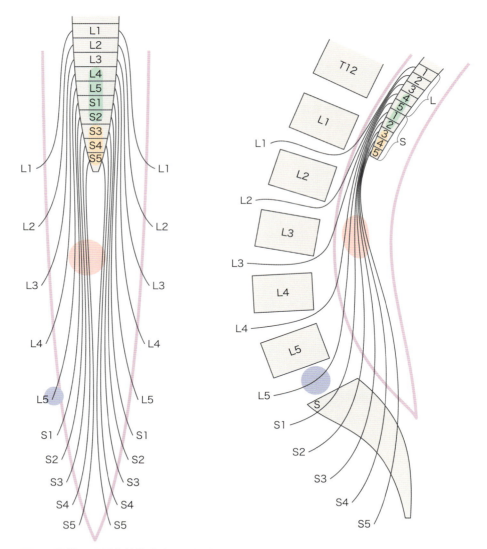

図1　腰椎，腰部脊柱管内疾患の解剖学的位置づけ
■が腰椎神経根症，■が馬尾症候群，■が円錐上部症候群，■が円錐部症候群の解剖学的障害部位を示す．
文献2を参考に作成

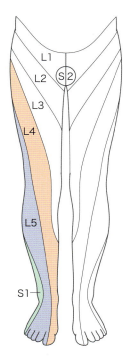
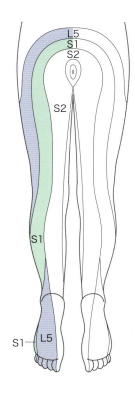

図2　下肢のデルマトーム
デルマトームは報告によって異なるが，広く知られている図を示す．
L5神経根領域の障害は，■で示す領域に感覚障害が出現しえる．

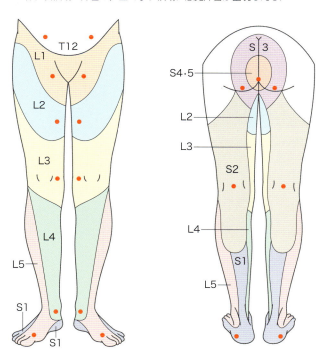

図3　ASIA重症度スケールにおけるkey sensory point
図に示す（●）を目安にすると，感覚障害の神経根支配域が同定しやすくなる．
文献3より引用

下肢の筋力については，複数の神経根によって支配されているため，単独の神経根障害で著明な筋力低下は生じないが，**L4神経根障害**では**大腿四頭筋による膝の進展**が障害される．また**L5神経根障害**では**短趾伸筋，長趾伸筋による母趾背屈，足関節背屈，および後脛骨筋による足関節の内反**が障害される．**S1神経根障害**では**長趾屈筋，腓腹筋による母趾底屈，足関節底屈**が障害される（表1）．

　深部腱反射は，**L4神経根障害では膝蓋腱反射が低下から消失，S1神経根障害ではアキレス腱反射が低下から消失**する．L5神経根障害に相当する深部腱反射はない（表1）．

　L4神経根障害ではFNST（femoral nerve stretch test）（図4），L5神経根障害とS1神経根障害ではSLRT（straight leg raising test）（図5）やBragard's test（図6）などの緊張徴候は，尤度比などが問題になると思われるが，試みる価値はある．また，Kemp's testは椎間孔狭小の障害を同定するうえでは有用である（図7）[4]．

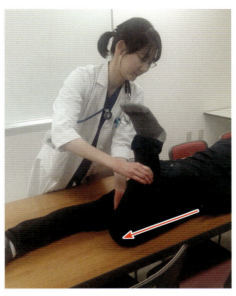

図4　FNST（femoral nerve stretch test）
患側の膝を屈曲すると矢印方向の大腿神経領域に痛みが放散する．

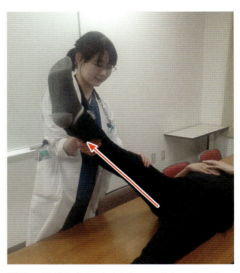

図5　SLRT（straight leg raising test）
患側の膝を進展した状態で挙上すると矢印方向の坐骨神経領域に痛みが放散する．

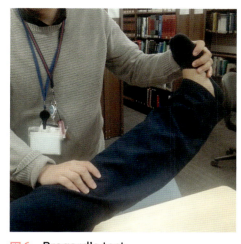

図6　Bragard's test
下肢を進展挙上し，足関節を背屈させると坐骨神経領域に痛みが放散する．

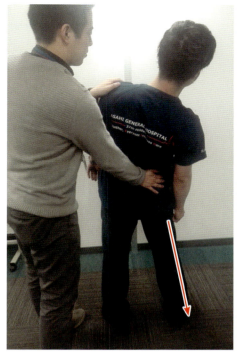

図7　Kemp's test
坐位または立位で腰椎を斜め後方に倒し，そのまま回旋することで坐骨神経領域に痛みが誘発できれば，椎間孔狭窄を示唆する．

2）馬尾症候群（表2）

両下肢から会陰部までのしびれと間欠跛行．

　脊柱管内を走行する，L2以下の複数の神経根の集合体を馬尾とよぶ．その障害である馬尾症候群の原因としては，腰部脊柱管狭窄症，椎間板ヘルニア，変形性腰椎症などの圧迫性病変が多い（図1：■で示す領域）．

　ビリビリ感などのしびれ感は，馬尾の機械的圧迫で生じるが，いわゆる下肢の疼痛は馬尾症候群では稀である．しびれの部位は，両下肢，会陰部が特徴的である．ただし左右差は少なからずあり，末梢ほどしびれが強い（図8）．歩行を続けると，疼痛やしびれが下肢から上行し，対側を下行するように移動する場合，**sensory march**と言い，腰部脊柱管狭窄症に特徴的である[1]．

　運動障害としては，下垂足が時に出現する．

　馬尾症候群の原因が，腰部脊柱管狭窄症による圧迫病変によるならば，坐位や蹲踞，前屈で軽快するような間欠跛行が出現する．また，**この間欠跛行が後述する円錐部，円錐上部症候群との鑑別点**である．間欠跛行の証明には，歩行負荷試験が有用であるが，腰椎立位伸展負荷試験で代用できる．腰部脊柱管狭窄症での報告では，立位で腰を伸展させた状態を平均4分継続すると下肢痛が出現し，歩行負荷と同等の検出度であった[6]．

　S1，S2が反射弓であるアキレス腱反射は，確実に低下もしくは消失している．肛門反射は減弱もしくは消失し**Babinski徴候は認めない**．

表2 円錐上部，円錐部，馬尾症候群の鑑別

		馬尾症候群	円錐上部症候群	円錐部症候群
障害部位		L2以下神経根	L4からS2髄節	S3髄節以下
自発痛		＋	＋	＋
感覚障害		下肢から会陰部	下肢	サドル型会陰部
運動障害		下垂足	下垂足	−
筋萎縮		＋	＋＋＋	−
深部腱反射	膝蓋腱反射	低下～正常	低下～亢進	正常
	アキレス腱反射	低下	低下～亢進	正常
Babinski徴候		−	＋	−
肛門反射		−	＋	−
膀胱直腸障害		−～＋	−～＋	＋＋＋
間欠跛行		＋＋＋	−	−

文献5を参考に作成

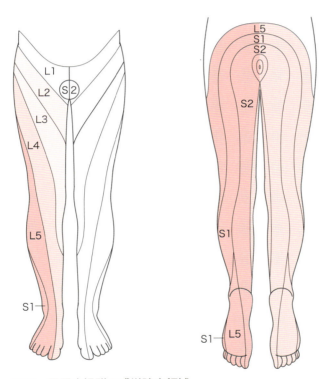

図8　馬尾症候群の感覚障害領域
L2以下の複数の神経根の集合体を馬尾とよぶ．しびれ感の部位は，両下肢，会陰部が特徴的．ただし左右差は少なからずあり，末梢ほどしびれが強い．

3 非典型例

1）円錐上部症候群（表2）

下腿以下の筋力低下と筋萎縮が目立つ．

円錐上部はL4からS2を含む部位で，個人差があるものの椎体の高さではT12胸椎となる．同部位での障害を円錐上部症候群とよぶが，原因として黄色靱帯骨化症，血管障害，腫瘍が多いとされる（図1：■で示す領域）．

円錐上部は下腿から足の筋の大部分の前角細胞を含むため，**下腿以下の筋力低下による下垂足と筋萎縮が特徴的**である．感覚障害がない場合は運動ニューロン疾患に類似する．

神経根性疼痛は原則出現しない．感覚障害は，L4からS2の神経根症に類似し，片側のみの感覚障害も呈しうる（図9）．

アキレス腱反射の反射弓がS1, S2であり，膝蓋腱反射の反射弓がL3, L4であることから円錐上部病変での深部腱反射は，亢進から消失まで病変の高位による．また**Babinski徴候が陽性**になる．

脊髄排尿中枢は，S2からS4であるため，**円錐上部病変では膀胱直腸障害は目立たない**のが普通である．

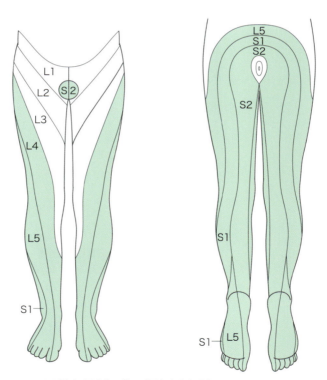

図9 円錐上部症候群の感覚障害領域
感覚障害は神経根症に類似し，L4からS2の神経根支配域に出現しえて，片側のみの感覚障害も呈しうる．

2）円錐部症候群（表2）

サドル型の感覚障害と高度な膀胱直腸障害.

円錐部はS3髄節以下の脊髄下端部であり，椎体の高さではL1腰椎となる．同部位での障害を円錐部症候群とよぶが，原因として黄色靱帯骨化症，血管障害，腫瘍が多いとされる（図1：■で示す領域）．

この部位での脊髄は，**下肢の筋肉を支配する前角細胞を含まないため**，S3以下感覚支配域である肛門周囲のサドル型の感覚障害が主である（図10）．

S3以下には深部腱反射の反射弓を含まないため，**深部腱反射の異常は生じない．球海綿体筋反射と肛門反射は減弱もしくは消失**する．Babinski徴候は認めない．

まさに排尿中枢が位置するため，早期より高度な排尿障害を伴う．

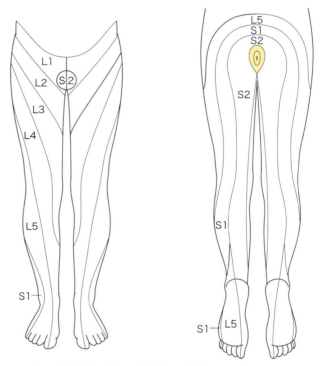

図10　円錐部症候群の感覚障害領域
S3以下感覚支配域である肛門周囲のサドル型の感覚障害が主である．

4 非専門医の立場での診断

　可能な限り，単純X線，CT，MRIをセットで行うべきである．単純X線での側面像は，腰椎不安定性の確認ができる．腰椎CTは，脊柱管内石灰化，骨化病変の同定に有用性がある．腰椎MRIは，硬膜内外，髄内の病変の描出に優れ，椎間孔の評価にも優れている．もちろん，画像的異常所見と臨床症状の整合性の確認は不可欠である．

5 治療・コンサルト

　疼痛にはNSAIDs，しびれ感にはプレガバリン（リリカ®）が有効である．間欠跛行には，経口プロスタグランジン製剤や牛車腎気丸などが選択される．

　徒手筋力テスト（MMT）にて3以下の筋力低下もしくは膀胱直腸障害が目立つ場合は，即日から1週間以内の手術適応となるため，早急に整形外科にコンサルトすべきである．

文献

1) 金子和生，他：腰椎，仙椎（馬尾）の神経症候．脊椎脊髄，18：425-429，2005
2) 「臨床のための神経機能解剖学」（後藤文男，天野隆弘／著），p149，中外医学社，1992
3) Kirshblum SC, et al：International standards for neurological classification of spinal cord injury（revised 2011）．J Spinal Cord Med, 34：535-546, 2011
4) 大鳥精司，他：脊椎症候（腰部）．脊椎脊髄，27：41-50，2014
5) 田代邦雄：胸腰椎移行部(epiconus, conus medullaris, cauda equina) の神経症候学．脊椎脊髄，3：413-420，1990
6) 髙橋直人，他：腰部脊柱管狭窄の診断に対する立位伸展負荷試験の有用性―歩行負荷試験との比較―前向きコホート研究．臨整外，46：333-340，2011

コラム

Babinski徴候

仰臥位で膝を伸展させ，足首を軽く固定し，ハンマーの柄などで足底の外側の縁付近に沿って踵から中趾の基部付近までゆっくり擦る．正常者では，全足趾が軽く底屈する（図❶）．これは正常な足底反射で「足底反応は底屈」と記載する．錐体路障害では，足趾が底屈するのでなく，母趾中心に背屈する（図❷）．これを「Babinski徴候陽性」と記載する．

足底の高度な末梢性の感覚障害などがあると，刺激による反射弓が形成されず無反応になり底屈も背屈もしない．この場合錐体路障害が合併していたとしても，判定が困難となる．この場合は，「Babinski徴候陰性」とすべきでなく，「indifferent」と記載する．

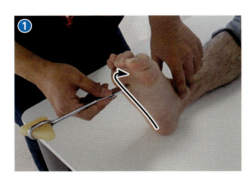

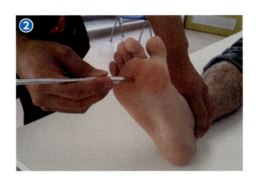

脊髄腫瘍・脊髄空洞症

1 脊髄腫瘍

脊髄腫瘍の発生頻度は約1万人に1人ではあるが，MRIの進歩と普及により日常診療で遭遇することも少なくはない．脊髄腫瘍は脊柱管内の発生場所によって3つに分類される．図1に示す硬膜の外に発生する硬膜外腫瘍，硬膜の内側くも膜下腔に発生する硬膜内髄外腫瘍，髄内に発生する髄内腫瘍の3つに分類される．

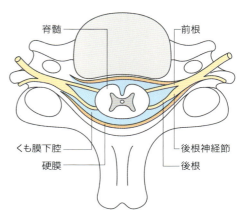

図1 脊髄の解剖
硬膜の外側が硬膜外，この部位に発生する腫瘍が硬膜外腫瘍となる．硬膜下と脊髄の間がくも膜下腔となり，この部位に発生する腫瘍が硬膜内髄外腫瘍となる．

1 硬膜外腫瘍の想起・典型例・非典型例

硬膜外腫瘍は表に示すように硬膜外から脊髄を圧迫する腫瘍である．肺癌，乳癌，多発性骨髄腫，リンパ腫，前立腺癌に多くみられるが，硬膜外腫瘍で初発する悪性腫瘍もある[1]．悪性腫瘍の転移性硬膜外腫瘍による脊髄圧迫での初発症状は，背部痛である．

胸椎に60％，腰椎に30％，頸椎に10％の割合で生じ，肺癌では胸椎レベル，腎癌，前立腺癌，消化器癌では下位胸椎や腰椎レベルに病変が認められる傾向はある[2]．

1）想起

慢性経過の頸部もしくは腰背部痛，肢への放散痛．

2）典型例

月単位で進行し，臥位・夜間に悪化する頸部もしくは腰背部痛もしくは肢の痛みが，しびれなどの神経症状に先行．

病変がある部位での背部痛もしくは，病変レベルに相当する**神経根支配領域の痛み**が83〜95％で初発症状となり，**神経症状出現に7週先行する**．頸椎症との鑑別が問題となるが，**硬膜外腫瘍が臥位，夜間に悪化するのに対して，頸椎症では臥位で痛みはむしろ改善する点が鑑別点**となる[3]．臥位で悪化の機序は，臥位によって硬膜外の静脈叢が牽引されることによる．また，夜間の増悪は，内因性ステロイドの分泌低下によるとされる．診断時には60〜85％の症例が下肢筋力低下を示している．脊髄症としては，圧迫よるBrown-Sequard症候群の形をとることが多い．

感覚障害を示す場合は，病変部位より1〜5髄節下に生じる．膀胱直腸障害が進行期には50％に出現している．

3）非典型例

バンド状に両側胸部のしびれ．

胸椎レベルの神経根痛は，しばしばバンド状に両側に出現する．胸椎レベルでは，脊柱管が頸椎，腰椎レベルより狭いため，脊髄圧迫による神経根障害が両側に及びやすいためとされる．

両側坐骨神経痛様．

病変が頸髄でも，高位診断を見誤るような両側坐骨神経領域にしびれが出現する場合があり，索状痛とよばれる．

表　脊髄腫瘍の比較

発症部位	硬膜外腫瘍	硬膜内髄外腫瘍 神経鞘腫	硬膜内髄外腫瘍 砂時計腫	髄内腫瘍
水平断	（図）	（図）	（図）	（図）
経過	月単位	年単位	年単位	月単位〜年単位（組織型による）
特徴的症状	臥位・夜間で悪化する背部痛・肢の疼痛	夜間に悪化，日中改善する背部痛 神経根支配領域への疼痛	神経根支配域への疼痛	索状痛
脊髄症症状	Brown-Sequard症候群	Brown-Sequard症候群 後索症状	Brown-Sequard症候群	脊髄横断症状

脊髄腫瘍の画像的水平断の模式図を示し，それぞれの腫瘍の特徴を示す．

2 硬膜内髄外腫瘍の想起・典型例・非典型例

硬膜内脊髄外に発生する病変は，ほとんどが腫瘍性病変である（表）．脊髄腫瘍の発生頻度は約1万人に1人とされているが，その約70％が硬膜内腫瘍で，さらにその70％が硬膜内髄外腫瘍と言われている．

硬膜内髄外病変をきたす腫瘍は，90％が良性腫瘍で主に神経鞘腫，髄膜腫，神経線維腫が知られ，30％を神経鞘腫，25％を髄膜腫が占める．神経鞘腫，神経線維腫は30〜50歳代に，髄膜腫は50〜70歳代に好発する．

1）想起

慢性経過の頸部もしくは腰背部痛，肢の痛み．

2）典型例

年単位の経過を示す背部痛，もしくは肢の痛み．
夜間早朝に増悪し，日中改善する背部痛．

神経鞘腫は，神経根の後根より発生するため，脊髄の後側方に存在することが多い．良性疾患であるため，数年の経過を示し，進行は緩徐である．**夜間早朝に増悪し，日中改善する背部痛を呈する**ことがある．これは，**神経鞘腫に可動性があり**，臥位で腫瘍が動くことで脳脊髄液の圧勾配が生じるが，坐位，体動で圧差が解消されるためと推測されている．神経鞘腫では，10〜15％が神経のたもとに沿って砂時計型の形態を示すため（砂時計腫，表），初発症状はその神経根の支配領域へ放散痛を生じる[4]．前根から発生することは稀であるため，脊髄圧迫症状が出現するまでは，運動症状は軽度である．硬膜内髄外腫瘍は，左右どちらかに偏在することが多いため，脊髄症としてはBrown-Sequard症候群の形をとることが多い．脊髄後面からの圧迫だと深部感覚を主徴として後索症状が出現する．年単位で緩徐に進行する疼痛やしびれが発症するため，確定診断まで平均1〜2年とされる．

髄膜腫は，脊髄の前方もしくは側方の硬膜から発生し，**神経鞘腫のような可動性はない**．疼痛だけでなく，**早期から脊髄圧迫症状を伴う点が特徴**である．

3）非典型例

背部痛，神経根性痛に頭痛，記銘力障害，wide-based gait が合併．

背部痛や神経根性痛だけでなく，早朝に強い頭痛，記銘力障害，wide-based gaitなどの脳圧亢進症状が出現した場合は，水頭症の合併を検索する必要がある．硬膜内髄外腫瘍の合併症としては水頭症以外に知られていない．下部胸椎から腰椎レベルの腫瘍で水頭症の発生率が高いとされ，硬膜内髄外腫瘍では，ほとんどが神経鞘腫である．機序としては，髄液蛋白の高度増加によってくも膜顆粒の機械的閉塞や無菌性くも膜炎による髄液還流障害などが推測されている．多くの症例は，脊髄腫瘍の摘出で水頭症は改善する[5]．

3 髄内腫瘍の想起・典型例・非典型例

まさに脊髄内に発生する腫瘍である（表）．80〜90％が星細胞腫と上皮腫とされる．星細胞腫は，30歳代までに発症，成人例の20％が悪性とされる．上皮腫は，30歳代以降に発症し，きわめて進行が遅く，腫瘍の上下に空洞症を合併しやすい．星細胞腫と上皮腫に続く成人髄内腫瘍は，海綿状血管腫と血管芽細胞腫がある．

1）想起

慢性経過の下肢のしびれ感や灼熱感．

2）典型例

月〜年単位の経過を示す索状痛と脊髄横断症状．

髄内腫瘍にもかかわらず痛みが出現することが多い．両下肢先端のビリビリ感であったり，灼熱感を自覚する．これは**髄内での後索障害で起こる索状痛**とされる．徐々に進行し，脊髄症による脊髄横断症状としての運動麻痺や肢の感覚障害をきたしてくる．平均罹患期間は，年単位の経過が血管芽細胞腫で59.7±43.7カ月，上皮腫で51.6±43.7カ月，月単位の経過が星細胞腫で4.2±3.2カ月，海綿状血管腫で3.7±2.9カ月との報告がある[6]．

症状が増悪後，自然寛解しえる．

海綿状血管腫は，神経根性痛や背部痛を発症する．40％が緩徐進行例で，その機序は血管腫からの少量の出血や血管腫の増大による[7]．血管腫からの出血がおさまると自然寛解しえる．

3）非典型例

急性増悪する．

腫瘍性病変ではあるが，海綿状血管腫では，30％で急性の麻痺症状をくり返すが，こちらは血管腫からの大量の出血によるとされる[7]．

稀ではあるが，海綿状血管腫以外の髄内腫瘍である上皮腫，星細胞腫，血管芽細胞腫でも髄内出血によって急性増悪や，急性発症を呈しうる．

4 非専門医の立場での脊髄腫瘍の診断

感覚障害のレベルの5髄節上を含むMRIの撮像．

背部痛を訴えるレベルもしくは，神経根性痛を認めるデルマトームに相当する脊髄のレベルのMRIが有効である．感覚障害を示す場合は，病変部位より1〜5髄節下に生じるため，例えばT3に感覚障害のレベルがあったとすると，胸髄MRIだけでなく，5髄節上の頸髄までカバーできるようにMRIをオーダーすべきである．

5 コンサルト

MRIにて腫瘍性病変を認めたらば，質的診断を含めて，脊椎を専門とする整形外科にコンサルトすることが望ましい．また，経過が急速，もしくはかなり急性発症，進行が明らかである場合は，今まさに緊急で整形外科にコンサルトすべきである．

2 脊髄空洞症

脊髄空洞症とは，数髄節以上にわたる管腔様の空洞が脊髄内に生じた状態を言う．原因疾患としては，Chiari奇形に伴うものが約半数，外傷が10％，脊髄腫瘍が10％などと報告されている．平均発症年齢は28歳で，受診時年齢は平均36歳とされる[8]．

1 想起

一側上肢，上半身，両側上肢の感覚障害と側弯症．

2 典型例

一側上肢，上半身もしくは両側上肢の解離性感覚障害．

古典的空洞症候として，後根から入力し交差する線維が髄節性に障害され，宙吊り型分布の感覚障害がよく知られているが，**多くは空洞が偏在している**ため，空洞の進展に一致した一側上肢，上半身の感覚障害である（図2）．**両側だとしても左右差が顕著である**（図3）．空洞によって，**温痛覚は障害されるが，触覚が保たれる特徴的な解離性感覚障害**を示す（図2, 3）．また，空洞の進展に一致する高位レベルの髄節性の知覚過敏，灼熱感を認めることがある[9]．

多くの症例で，感覚障害出現後，数年以上を経て下位運動ニューロン障害による上肢筋力低下と萎縮を認める．

空洞の白質への進展によっては，皮質脊髄路の障害による痙性対麻痺，下肢深部腱反射の亢進，Babinski徴候がみられる．

身体所見で注目すべきは**側弯症**とされ，20～85％合併するとされる．小児例では92.3％，成人例は15.7％とされる[8]．

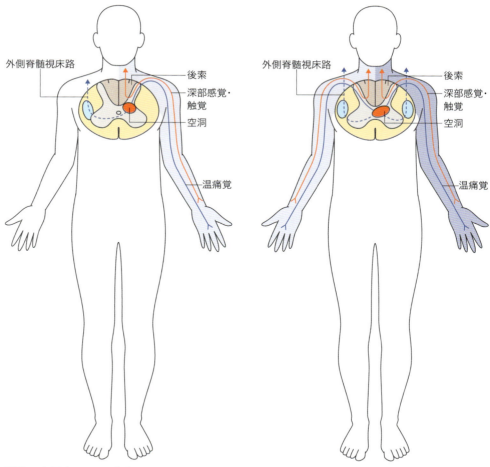

図2 空洞症による感覚障害
左側に空洞が形成されると，左上肢の温痛覚は，後角より灰白質に入り交差する手前で障害を受ける．深部感覚・触覚は，後角より同側の後索を上行し，障害を受けないため，解離性感覚障害を示す．

図3 空洞が中心管に進展した感覚障害
空洞が拡大すると中心管に進展し，対側からの温痛覚も障害を受けるが，後索は両側ともに障害を受けないため，いわゆる宙吊り型の解離性感覚障害を示す．

3 非典型例

発汗障害．

発汗低下をきたす症例も多いが，側角を中心とした交感神経刺激により発汗過多を示す例も報告されている[10]．

頸椎前屈，くしゃみ，怒責で上肢の痛みが出現．

頸椎前屈，くしゃみ，怒責などによる脊髄内圧の上昇が疼痛の誘因とされる．頸椎前屈で急性に増悪した症例も報告されている[11]．

4 非専門医の立場での診断

MRIがすべてである．脊髄空洞部のみでなく，大後頭孔部異常，脊髄腫瘍を含めた全脊髄の評価が必要である．

5 コンサルト

MRIで空洞症を認めたなら，手術療法の適応を検討するうえでも，早期に脳神経外科へのコンサルトが必要である．

文献

1) Schiff D, et al：Spinal epidural metastasis as the initial manifestation of malignancy: clinical features and diagnostic approach. Neurology, 49：452-456, 1997
2) Helweg-Larsen S, et al：Second occurrence of symptomatic metastatic spinal cord compression and findings of multiple spinal epidural metastases. Int J Radiat Oncol Biol Phys, 33：595-598, 1995
3) Daw HA & Markman M：Epidural spinal cord compression in cancer patients: diagnosis and management. Cleve Clin J Med, 67：497, 501-504, 2000
4) 小澤浩司，他：脊髄砂時計腫118例の検討．臨整外，41：397-403, 2006
5) 臼井 徹，他：脊髄症状，髄液蛋白の著明高値を契機に診断し得た胸髄神経鞘腫による水頭症．神経内科，58：586-593, 2003
6) 田中 信，他：脊髄髄内腫瘍の診断と治療．臨整外，36：365-371, 2001
7) Zevgaridis D, et al：Cavernous haemangiomas of the spinal cord. A review of 117 cases. Acta Neurochir (Wien), 141：237-245, 1999
8) 久保田基夫，他：脊髄空洞症．脊椎脊髄，18：540-547, 2005
9) Milhorat TH, et al：Dysesthetic pain in patients with syringomyelia. Neurosurgery, 38：940-946; discussion 946-947, 1996
10) Ishibashi S, et al：Mexiletine is effective on segmental hyperhidrosis: report of two cases. J Neurol Neurosurg Psychiatry, 72：122, 2002
11) 塩尻俊明，他：一側性の感覚障害を主徴とし，突発性の増悪を示した非定型的脊髄空洞症の1例．脳と神経，45：1075-1078, 1993

炎症性脊髄疾患・感染性脊髄障害

1 炎症性脊髄疾患（表1）

1 視神経脊髄炎

多発性硬化症は，大脳，小脳，脳幹を含む中枢神経全般に広範に病変をきたすのに対して，視神経脊髄炎は，視神経と脊髄に病変の首座をもつ本邦に多い疾患である．

また，視神経脊髄炎では，水チャネルアクアポリン-4（water channel aquaporin-4：AQP4）に対する**抗AQP4抗体が特異抗体**として検出され，**感度90％，特異度100％**で多発性硬化症とは区別される[1]．AQP4の免疫染色などによる病理学的検索では，オリゴデンドロサイトが障害され脱髄が起こる多発性硬化症と違い，視神経脊髄炎はアストロサイトの障害が示唆されている．発症年齢は30代に多く，1：10で女性に多い．

表1 炎症性脊髄障害

	視神経脊髄炎	多発性硬化症	サルコイドーシス	アトピー性脊髄炎
水平断				
障害部位	灰白質中心部から白質へ進行	片側の白質	脊髄辺縁部の白質	後索
経過と特徴的症状	数時間～数日で進行 髄節性の痛みで発症 進行し下肢の索路症状	数時間～数日で進行 片側の索路症状	慢性 片側の索路症状が先行し髄節症状は遅発	急性～亜急性 索状痛 アロディニア
特徴的画像所見	脊髄の腫脹 髄内中央部にT2強調運動で高信号域 3椎体以上の長さをもった縦長大横断像	脊髄の腫脹は軽度 髄内辺縁部に索状のT2強調画像高信号域 通常2椎体以下に限局 open-ring状の造影効果	脊髄腫大 髄内辺縁部にT2強調画像で高信号域 線状もしくは結節状の髄膜造影，髄内辺縁部の斑状の造影効果	後索にT2強調画像で高信号域

1）想起

数時間から数日間単位で，両上肢または躯幹の髄節性の痛みで発症し，続いて下肢の筋力低下や感覚障害が出現する．

2）典型例

髄節性の痛みで発症し，数時間から数日間単位で進行し，白質病変としての下肢の筋力低下や感覚障害．

視神経炎については，1回のエピソードで失明に至ることが稀ではない．

脊髄症状は，数時間から数日間単位で急性発症する．脊髄中心部が障害されるため，脊髄病変レベルに一致した髄節性の痛みで発症し，進行すると白質病変としての下肢の筋力低下や感覚障害を呈する．60〜70％が頸胸髄に病変をきたし，急性期は灰白質，慢性期でも半数以上は灰白質が主とされる[3]．経過は，進行性ではなく，再発寛解型がほとんどである（表2）．

表2　多発性硬化症（MS）と視神経脊髄炎（NMO）の比較

	MS	NMO
発症年齢	20歳代後半	30歳代，高齢発症あり
男女比	1：3	女性が極めて多い
視神経障害	視野中心部が見えにくくなる中心暗点	高度で失明に至る例の頻度が高く，中心性視野狭窄に加え水平線半盲を生じる
脳・脊髄病変	認知機能障害．精神症状がみられることもある	脳幹病変で初発し，難治性吃逆や呼吸障害を生じる場合がある
髄液	IgGインデックスの上昇	細胞増多
髄液OB*	60-90％	10-20％
血清	特異的なバイオマーカーなし	抗AQP4抗体
病型	再発寛解型，二次進行型，一次進行型，わが国では大脳病変が前景に出る通常型MSと視神経および脊髄病変に起因する視神経脊髄型MSに分けることもある**	再発寛解型がほとんど
そのほか		自己免疫疾患の合併が多い***

* OB（oligoclonal-IgG-band）
** 再発寛解型（relapsing-remitting MS：RR-MS），二次進行型（secondary progressive MS：SP-MS），一次進行型（primary progressive MS：PP-MS），通常型（conventional MS：C-MS），視神経脊髄型（optico-spinal MS：OS-MS）
*** MSでも他の自己免疫疾患合併，自己抗体陽性を認めるが，NMOの方が合併の頻度が高い．
　　NMOでは橋本病他，甲状腺機能疾患，Sjögren症候群等を合併する．
文献2より引用

3）非典型例

吃逆と嘔吐が先行している．

　視神経脊髄炎に難治性の吃逆と嘔吐が，17.0％で合併することが報告されている[4,5]．いずれの症例も頸髄から延髄まで連続性の病変を呈し，特に延髄中心管から背内側が吃逆と嘔吐の責任病変と考えられている（図）[4,5]．**延髄背側は，AQP4が豊富に存在し，血液脳関門が欠如している点で，吃逆と嘔吐の発症に関与している**と推測されている．

　この吃逆と嘔吐は，脊髄症状に付随して出現するが，先行する場合も少なくなく，視神経脊髄炎において注目されるべき初期症状である[4,5]．

4）非専門医の立場での診断

　脊髄MRIで，脊髄は腫脹し，T2強調運動で高信号域を示す3椎体以上の長さをもった縦長長大横断像（longitudinal extensive transverse myelitis：LETM）を髄内中央部に認める．大部分の症例で血清中の抗AQP4抗体が陽性となる．

5）治療・コンサルト

　ステロイドパルス療法が推奨されている．無効例には血漿交換の有用性が報告されている．早期のステロイドパルス療法の適応があるため，病歴より疑われた時点，もしくはMRIを迅速に撮影できる場合は，撮影後すみやかに神経内科にコンサルトする必要がある．

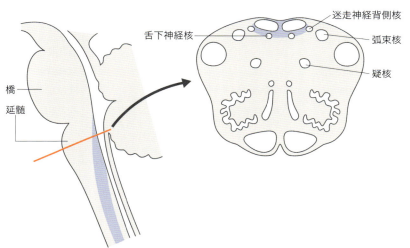

図　視神経脊髄炎における吃逆病変
脊髄から連続性に延髄背側に病変が及び，吃逆に関連すると考えられる．迷走神経背側核，舌下神経核，弧束核，疑核などの障害が推測される．
文献4，5を参考に作成

2 多発性硬化症

多発性硬化症は，平均発症年齢20歳代後半で，1：3でやや女性に多く，前述の視神経脊髄炎とは区別される脱髄疾患である（表2）．時間的，空間的に多巣性に白質路に病変をきたすが，再発寛解型，二次進行型，一次進行型など進行様式にはいくつかのパターンがある．

1）想起

数時間から数日かけて，左右非対称の四肢のしびれ，筋力低下．

2）典型例

脊髄症状は，80％以上で側索，後索障害をきたす[3]．**数時間から数日かけて片側の索路症候が主**となるため，左右差を生じBrown-Sequard型の神経症状をきたしうる．また，体温の上昇に伴って神経症状が悪化し，体温低下で改善する**Uhthoff徴候**が知られている．

3）非典型例

発作的である．

① 有痛性強直性痙攣

1日に5〜40回の頻度で，数秒から数分間，足を地面についたりする刺激，急な運動，坐位から立位への移動など日常動作の開始時に誘発される[6]．一側手指・前腕，下肢に痛みを伴うテタニー様の強直性痙攣で，上肢に生じた場合は同側の下肢に放散することもある．症状は数日間から数週間にわたって断続的に出現する．

脊髄内脱髄病変内の隣接した神経線維間で発生した突発性活動電位が非シナプス結合を通じて伝導することが原因とされ，通常は脊髄症状の寛解もしくは再発時に多く出現する．

② 発作性瘙痒

皮疹のない瘙痒感であり，日付が特定できるほど突発であることが多い[7]．発作の持続時間は，数秒から数十分で，部位は皮膚分節に一致し，搔破によってアロディニアを生じることもある．多発性硬化症の病勢に一致，首を曲げると腰から下肢に痛みが生じるLhermitte徴候を伴う頻度が高い．責任病変としては，瘙痒が出現している皮膚分節に一致する脊髄後角が推測されている．

4）非専門医の立場での診断

脊髄MRIで，通常2椎体以下の限局したT2強調画像で高信号域を示す病変が特徴（表1）．脊髄の腫脹は軽度で，髄内辺縁部に索状にみられる．横断面の1/2を越えない．open-ring状の造影効果が特徴的であり診断的価値が高い．血清中の抗AQP4抗体は陰性である．髄液オリゴクローナルバンド（oligoclonal-1gG-band）は60〜90％で陽性となる．

5）治療・コンサルト

ステロイドパルス療法が推奨されている．無効例には血漿交換の有用性が報告されている．また，近年さまざまな再発予防と進行抑制など長期予後を改善する薬剤が登場している．急性期は，早期のステロイドパルス療法の適応があるため，病歴より疑われた時点，もしくはMRIを迅速に撮影できる場合は，撮影後すみやかに神経内科にコンサルトする必要がある．

3 サルコイドーシスにおける脊髄病変

サルコイドーシスは両側肺門リンパ節，肺，眼，皮膚などの多臓器に，壊死のない類上皮細胞肉芽腫を形成する原因不明の疾患である．サルコイドーシスにおける脊髄病変は，神経サルコイドーシス5～10％，サルコイドーシス全体では1％以下と稀ではある．発症年齢は若年から高齢者まで及び，男女差はない．また，サルコイドーシスにおける脊髄病変がある場合，1/2～2/3が多臓器の症状出現前に脊髄症状で発症する[8]．

1）想起

一側もしくは両側下肢の筋力低下やレベルのある感覚障害が，数カ月の経過で緩徐に進行．

2）典型例

下肢の長索路症状で発症し，髄節症状が続き，数カ月をかけて緩徐に進行．

中下位頸髄と胸髄が多いとされるが，稀ながら馬尾障害の報告もある．頸髄病変であっても，脊髄サルコイドーシスでは，**髄内辺縁部から病変が内側に進展する**ため，中心部灰白質よりも**周辺の白質が先に障害される**．したがって，上肢の髄節症状より下肢の長索路症状としての感覚障害が前景に立つ（表1）．発症形式はさまざまであるが，経過は数カ月をかけて緩徐に進行する．

3）非典型例

画像上にて頸椎症が合併．

頸椎症による脊柱管狭窄部位での脊髄病変と似たMRI画像所見を呈する脊髄サルコイドーシスの報告がある．脊柱管狭窄状態による，前脊髄動脈の圧排や脊髄内の静脈うっ滞，血液脊髄関門の破綻によって，**狭窄部位はサルコイド病変が進展しやすい**とされる．

頸部脊髄症とサルコイドーシスの鑑別点としては，まず，頸部脊髄症が圧迫高位に合った上肢のしびれなどの髄節症状で発症するのに対して，サルコイドーシスでは前述のように**下肢の索路症状から発症する**．また，サルコイドーシスでは**狭窄部位と高位診断が合わない点**も鑑別に有用とされる．

画像的には，頸部脊髄症では圧迫高位にT2強調画像で"snake-eye"とよばれる左右灰白質部分の高信号域が特徴であるのに対し，サルコイドーシスでは後述するが，**造影MRIでリング状の造影効果**を示すほか，T2強調画像で狭窄部位を越えた2椎体以上の広範囲な高信号域を示す[9]．

4）非専門医の立場での診断

頸部MRIでは，脊髄腫大とT2強調画像で髄内に高信号域を認める．**造影MRIでは，線状もしくは結節状の髄膜造影，髄内辺縁部の斑状の造影効果が特徴的**である（表1）．ガリウムシンチでの全身検索や胸部CTで両側肺門リンパ節の腫大があれば，サルコイドーシスを疑うきっかけになるが，そういった所見が得られない場合，診断は多難である．血清ACE，リゾチームは感度，特異度は高くないが参考にはなる．

5）治療・コンサルト

脊髄サルコイドーシスの治療としてはステロイド療法が奏効する．ただし，画像的に脊髄サルコイドーシスを疑えても，サルコイドーシスに特徴的な全身症状が欠くと，診断に苦慮する．脊髄サルコイドーシスが疑われる場合は，全身症状の評価を含めて神経内科にコンサルトをする．

4 アトピー性脊髄炎

1997年に，アトピー性皮膚炎と高IgE血症をもつ成人に脊髄炎を合併した症例が報告された[10]．アトピー性疾患と脊髄炎の関連性がはじめて指摘され，以後アトピー性脊髄炎として疾患概念が確立された．平均発症年齢が34〜36歳，やや男性に多く，アトピー性疾患が先行し，アトピー性疾患の増悪後に脊髄炎を発症することが多い．

1）想起

アトピー性疾患の増悪後，急性もしくは亜急性で発症する四肢遠位部のジンジン感．

2）典型例

四肢遠位部のジンジン感などの異常感覚とアロディニア．

発症は急性もしくは亜急性で発症し，69.6％が段階的に悪化し，動揺性に慢性経過をとる．**後索障害による四肢遠位部のジンジン感などの異常感覚が74.7％**の患者にみられ，運動麻痺は軽度にとどまる[11]．また80％以上に少しの刺激で強い痛みを感じるアロディニアを認める（表1）．四肢深部腱反射は亢進が多い．大脳，脳幹に病変は生じない．

3）非典型例

MRIに写らない．

半数の症例でMRIに病変が現れないとする報告もあるが[11]，数カ月後の再検で描出しえた症例もあるため[12]，アトピー性脊髄炎を疑った場合は，経時的MRIによる観察も必要と思われる．

4）非専門医の立場での診断

表3に示す診断基準[13]に従うが，検査では80〜90％で高IgE血症，**ヤケヒョウヒダニ，コナヒョウヒダニなどに対するアレルゲン特異IgEが85％以上で陽性，約60％に末梢血での好酸球増多**がある[14]．約40％で潜在的末梢神経障害が報告されている．脊髄MRIでは，75％が頸髄に病変を認め，特に後索に多いとされ，病変は増大せず普遍のまま経過する．造影MRIでは，半数で造影効果がみられる[15]．

5）治療・コンサルト

ほとんどの症例はステロイドパルス療法を含むステロイド療法により効果がみられるが，ステロイド治療が無効の場合には，血漿交換が選択される[14]．再発予防については，アトピー性疾患が先行して発症，再燃することが多いことから，基礎となるアトピー性疾患の治療が重要と推測される．予後としては，大きな運動機能障害は残りにくいとされる．

表3　アトピー性脊髄炎診断基準

必須項目	1）原因不明の脊髄炎＊ 2）アレルゲン特異的IgEが陽性 3）脳MRIでBarkhof基準を満たさない
主要組織所見	脊髄生検所見で種々の程度の好酸球浸潤を伴う炎症巣を認め，髄鞘も軸索もともに脱落する．肉芽腫を伴うこともある．
補助項目	
＜陽性所見＞	1）アトピー性疾患の合併または既往 2）血清総IgE値高値（≧240 U/mL） 3）髄液IL-9高値（≧14.0 pg/mL）またはeotaxin高値（≧2.2 pg/mL）
＜陰性所見＞	4）髄液オリゴクローナルバンド陰性
確定	
診断	必須項目＋主要組織所見 または 必須項目＋陽性所見2つ（1〜3）＋陰性所見（4）
疑い	必須項目＋陽性所見/陰性所見から2つ（1〜4）

＊脊髄炎であることを，①四肢腱反射亢進かつ（または）感覚障害レベルの存在といった神経学的所見，②中枢伝導時間の延長を示唆するMEPかつ（または）SEPの電気生理学的所見，③MRIにおける脊髄病変の画像所見のうち，いずれかで確認する必要がある．また，寄生虫性脊髄炎，多発性硬化症，膠原病，HTLV1関連脊髄症，サルコイドーシス，視神経脊髄炎，頸椎症性脊髄症，脊髄腫瘍，脊髄血管奇形を除外することが必要である．
文献15より引用

2 感染性脊髄障害（表4）

1 帯状疱疹性脊髄炎

水痘・帯状疱疹ウイルス（VZV）は，小児期に水痘を発症させた後，後根神経節に潜伏する．その後宿主免疫の低下を契機に再活性化し，帯状疱疹を発症する．水痘・帯状疱疹ウイルスは神経親和性が高いため，さまざまな神経症状を発症するが，脊髄炎はそのなかでも稀な合併症である．

1）想起

皮疹発現後に，皮疹に一致するレベルのしびれで発症し，運動麻痺が加わる（表4）．その後一側下肢のしびれや麻痺が出現．

2）典型例

皮疹に一致するレベルの感覚障害と髄節性運動麻痺，側索へ浸潤すると索路症状としての下肢の感覚障害や麻痺．

水痘・帯状疱疹ウイルスは，帯状疱疹が出現する後根神経節レベルで，脊髄後方に位置する後根入口部と後索の神経細胞やグリア細胞に感染する．**皮疹発現後，数日から数週後に発症する例が多いが**，本邦28例の検討では58％が2週間以内であった．皮疹に脊髄症状が先行する場合もある．症状は10～21日かけて完成する[16]．皮疹に一致するレベルの感覚障害で発症し，後根神経節から前角細胞にウイルスが浸潤すると髄節性運動麻痺を呈する．病変が前角細胞にとどまらず，側索へ浸潤すると索路症状としての下肢の感覚障害や麻痺を伴ってくる．そのため，**進行し病変が両側に及んだとしても左右差は顕著**である．

表4 感染性脊髄炎

	帯状疱疹性脊髄炎	寄生虫性脊髄炎
水平断		
障害部位	後根から後索，進行すると側索	脊髄背側，背外側
特徴的症状	皮疹に一致するレベルの感覚障害と髄節性運動麻痺	四肢の感覚障害が主
特徴的画像所見	脊髄後方の一側に始まり，T2強調画像で高信号域 数髄節に及び時に縦長長大横断像を示すこともある	脊髄背側，背外側にT2強調画像で境界不明瞭な斑状影 3椎体以上に広範に高信号域 造影MRIでは結節状の造影効果

3）非典型例

皮疹がない．

本邦28例の検討では10.7％で，経過中皮疹を認めなかった[16]．**一側の髄節性の感覚障害，運動障害に続いて，一側下肢の感覚障害，運動障害を認めた場合**は，皮疹がなくても帯状疱疹性脊髄炎を鑑別にあげ，下記で述べる髄液でのウイルス関連検査を施行する．

4）非専門医の立場での診断

MRIでは，脊髄後方の一側で始まり，脊髄全体に及ぶこともある．T2強調画像で高信号域を示すが，数髄節に及び時に縦長長大横断像を示すこともある（**表4**）．

皮疹に一致するレベルの感覚障害だけでなく，帯状疱疹が出現した脊髄レベル以下の索路症状としての下肢麻痺や感覚障害を認めた場合は，髄液PCRでVZV DNAの検出，または髄液中VZV抗体価の上昇の確認が必須となる．皮膚症状から7日以内ではPCR陽性は61.5％，抗体陽性は0％，それ以降になるとPCR陽性25％，抗体陽性83％となるため，時期を考慮したうえで検査の選択が必要となる[17]．

5）治療・コンサルト

アシクロビルとステロイドパルス療法が行われることが多い．脊髄炎の機能的予後は不良で，改善したとしても数カ月を要すため早期の神経内科へのコンサルトが必須である．

2 寄生虫性脊髄炎

かつて国民病とよばれた寄生虫疾患も1975年頃には激減していた．しかしながら，近年健康志向による有機野菜の摂取，ペットブーム，グルメ志向などにより，寄生虫に感染する機会は，新たな局面を迎えている．そのなかで，きわめて稀であるが，寄生虫による脊髄炎が知られている．

イヌ回虫：成犬は回虫の虫卵を排出しないが，生後半年以内の仔犬が虫卵を排出するため，**仔犬の飼育過程**で虫卵を摂取してしまい，孵化した幼虫が体内を徘徊し臓器障害を生じる人体幼虫移行症が問題となる．脊髄に移行した場合脊髄炎を引き起こす．

ブタ回虫：人体幼虫移行症であるが，人体への感染経路は，虫卵を含むブタの糞尿に汚染された**生野菜**，汚染された飼料を食べた**ウシのレバーの生食**を通して感染するとされる．

1）想起

牛レバー刺し，自然生野菜の摂取，仔犬の飼育などの生活歴のある，原因不明の脊髄炎．

2）典型例

四肢のしびれが主で，運動麻痺は軽微．

脊髄背側，背外側に病変を形成するため，四肢の感覚障害が主で，運動麻痺は軽度である．急性経過が78.6％と多いが，緩徐進行性も21.4％ほどある[18]．

3）非典型例

Lhermitte徴候のみ．
四肢の感覚障害や運動麻痺を認めず，Lhermitte徴候のみ呈する症例も報告されている[19]．

4）非専門医の立場での診断

画像では，脊髄MRIのT2強調画像で3椎体以上に広範に高信号域を示し，病変は脊髄背側，背外側が多く，境界不明瞭な斑状影が特徴的である（表4）．造影MRIでは同部位の結節状の造影効果を示す[17]．ELISA法による抗ブタ回虫抗体，抗イヌ回虫抗体の検索が必須である．

5）治療・コンサルト

アルベンダゾールとよばれる駆虫剤が基本であるが，画像検査で脊髄炎の所見を同定できているのであれば，神経内科にコンサルトすべきである．

文献

1) Misu T, et al：Loss of aquaporin 4 in lesions of neuromyelitis optica: distinction from multiple sclerosis. Brain, 130：1224-1234, 2007
2) 志方えりさ，他：整形外科疾患と鑑別を要する疾患 多発性硬化症と視神経脊髄炎．医療，66：648-655, 2012
3) Nakamura M, et al：Preferential spinal central gray matter involvement in neuromyelitis optica. An MRI study. J Neurol, 255：163-170, 2008
4) Pittock SJ, et al：Neuromyelitis optica brain lesions localized at sites of high aquaporin 4 expression. Arch Neurol, 63：964-968, 2006
5) Misu T, et al：Intractable hiccup and nausea with periaqueductal lesions in neuromyelitis optica. Neurology, 65：1479-1482, 2005
6) 渡部承平，他：有痛性強直性けいれん．脊椎脊髄，20：715-718, 2007
7) 河野 優，他：多発性硬化症とかゆみ．神経内科，58：42-47, 2003
8) Junger SS, et al：Intramedullary spinal sarcoidosis: clinical and magnetic resonance imaging characteristics. Neurology, 43：333-337, 1993
9) 佐保 明，他：頚椎椎弓形成術後に脊髄サルコイドーシスと診断された1例．整形外科と災害外科，65：807-809, 2016
10) Kira J, et al：Acute myelitis associated with hyperIgEemia and atopic dermatitis. J Neurol Sci, 148：199-203, 1997
11) Osoegawa M, et al：Myelitis with atopic diathesis: a nationwide survey of 79 cases in Japan. J Neurol Sci, 209：5-11, 2003
12) 山下泰治，他：発症5カ月後に初めてMRIで異常所見を確認できたアトピー性脊髄炎．神経内科，61：303-305, 2004
13) Isobe N, et al：First diagnostic criteria for atopic myelitis with special reference to discrimination from myelitis-onset multiple sclerosis. J Neurol Sci, 316：30-35, 2012
14) 藤井敬之，他：Atopic myelitis．脊椎脊髄，29：119-123, 2016
15) 松下拓也，他：アトピー性脊髄炎．医学のあゆみ，255：529-532, 2015
16) 中里良彦：ウイルス性脊髄炎―帯状疱疹性脊髄炎を中心に．脊椎脊髄，29：96-102, 2016
17) Gregoire SM, et al：Polymerase chain reaction analysis and oligoclonal antibody in the cerebrospinal fluid from 34 patients with varicella-zoster virus infection of the nervous system. J Neurol Neurosurg Psychiatry, 77：938-942, 2006
18) 濱田晋輔，他：寄生虫による脊髄炎．神経内科，77：82-91, 2012
19) 川尻真和，他：Lhermitte徴候のみを呈したブタ回虫幼虫移行症にともなう脊髄炎の1症例．臨床神経学，41：310-313, 2001

第2章 脊椎・脊髄疾患でのしびれ

5 脊髄血管障害

表 脊髄の血管障害のまとめ

	脊髄硬膜動静脈瘻	硬膜外血腫	脊髄梗塞
水平断			
障害部位	脊髄中心部の灰白質から始まる	硬膜外	脊髄前方
特徴的症状	背部痛 一側もしくは両側下肢の疼痛 下肢の解離性感覚障害 下肢の上行性感覚障害 下肢の運動麻痺	激しい咳，嘔吐，重いものを持ち上げるなどの動作後に，突然発症の背部痛・頸部痛 神経根性痛後，数時間以内に脊髄症症状が出現	背部痛が先行 高度な弛緩性麻痺 障害レベル以下の感覚障害 髄節性の神経障害 膀胱直腸障害
特徴的MRI画像所見	T2強調画像で髄内に高信号域 脊髄表面に拡張蛇行した静脈を反映するflow void	24時間以内ならT1強調画像で等信号，T2強調画像で不均一な高信号域 24時間以降は，T1強調画像で高信号域，T2強調画像で低信号域	T2強調画像で髄内前方snake eyes状に高信号域

1 脊髄硬膜動静脈瘻

1 脊髄動静脈奇形の病理

　脊髄動静脈奇形は，その動静脈短絡部位により**髄内動静脈奇形，脊髄辺縁部動静脈瘻，脊髄硬膜動静脈瘻の3つに分類**されている．**髄内動静脈奇形**は，前もしくは後脊髄動脈が流入血管となり，髄内にnidusを形成し，髄内静脈などが還流静脈となる（図1 Ⓐ）．**脊髄辺縁部動静脈瘻**は，動静脈短絡が脊髄周囲髄外に存在し，前脊髄動脈の軟膜枝と軟膜静脈枝が吻合する（図1 Ⓑ）．**脊髄硬膜動静脈瘻**は，椎間孔付近の**硬膜根動脈と根静脈の吻合**で，**根静脈が動脈化し脊髄周囲軟膜静脈に逆流する**（図1 Ⓒ，2）．髄内動静脈奇形は，髄内に出血性病変をきたすため，発症は両下肢麻痺などの運動障害が主体となる．また，**脊髄辺縁部動静脈瘻**

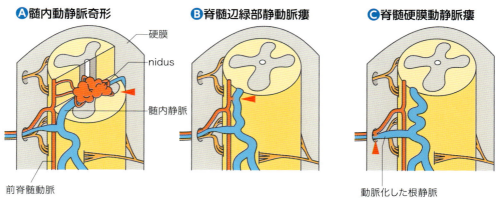

図1　脊髄動静脈奇形の分類
Ⓐ：髄内動静脈奇形は，前もしくは後脊髄動脈が流入血管となり，髄内にnidus（▶で示す）を形成し，髄内静脈などが還流静脈となる．
Ⓑ：動静脈短絡が脊髄周囲髄外に存在し，前脊髄動脈の軟膜枝と軟膜静脈枝が吻合する（▶が吻合部）．
Ⓒ：椎間孔付近の硬膜根動脈と根静脈の吻合（▶が吻合部）で，根静脈が動脈化し脊髄周囲軟膜静脈に逆流する．

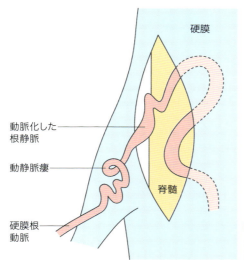

図2　脊髄硬膜動静脈瘻の吻合部
根動脈と根静脈の吻合により，動脈化した蛇行する脊髄根静脈を示す．

では，脊髄出血・脊髄くも膜下出血などの出血性病変と静脈うっ血による虚血性病変をきたしうる．ここでは，**脊髄動静脈奇形の60〜80％を占め**，いわゆる感覚障害としての「しびれ」で発症することが多い脊髄硬膜動静脈瘻について述べる．髄内動静脈奇形が30歳代，脊髄辺縁部動静脈瘻が40歳代に多いのに対して，**脊髄硬膜動静脈瘻の好発年齢は60歳以上**とされ，男女比は5：1で男性に多い[1]．

2 想起

背部痛もしくは，一側か両側下肢の疼痛と下肢の解離性感覚障害を認め，しだいに下肢の感覚障害は上行し，運動麻痺が出現．

3 典型例

　脊髄周囲軟膜静脈への逆流によって静脈圧が上昇することで，脊髄潅流圧が低下してしまい神経組織の虚血をきたし，血液脳関門が破綻する．まずは浮腫が起こり，虚血が持続すると壊死に至る．**脊髄硬膜動静脈瘻は胸腰髄に好発**し，解剖学的にはまず下位胸椎から上位腰椎レベルの**脊髄中心部の灰白質に障害が起こる**ため，症状としては障害レベルの**背部痛，一側下肢もしくは両側下肢の後索障害**とされるびりびり感などの索状痛をきたす（図3）[1]．脊髄中心部の障害のため，脊髄空洞症様に温痛覚が障害される**解離性感覚障害を障害レベルに呈する**（図3）．進行し，虚血が白質に及ぶと感覚障害は上行し，錐体路障害としての運動麻痺が出現してくる．

　経過は，**1～3年の経過を示す症例が40～63％**，3年以上の経過は10～32％，段階的増悪を示すのが11～32％とされる[2]．慢性で初期は可逆性を示すが，しだいに不可逆的になり増悪傾向を示すのが典型的である．診断確定の頃には，2/3の症例が歩行困難，レベルのある感覚障害，膀胱直腸障害をきたしている．

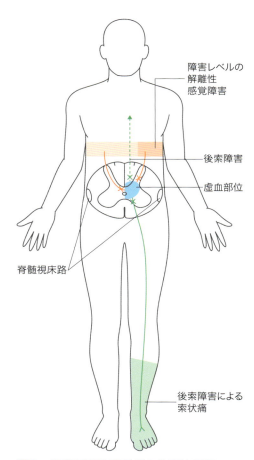

図3　脊髄硬膜動静脈瘻の典型的経過
脊髄中心部の灰白質に障害が起こるため，脊髄空洞症様に温痛覚が障害される解離性感覚障害を障害レベルに認め，一側下肢もしくは両側下肢の後索障害とされる，びりびり感などの索状痛をきたす．

4 非典型例

数分から数時間で発症する．

前脊髄動脈症候群と思われるほどの突然発症があり，5〜18％で急性増悪することが報告されている[2]．

運動後，長時間の立位で下肢がしびれ，安静で軽快する．

この病歴が，間欠跛行と捉えられ，腰部脊柱管狭窄症と誤診されやすい．馬尾障害による間欠跛行は，坐位や前屈で改善するのに対して，脊髄性間欠跛行では，**坐位や前屈などの姿勢変化なしに安静のみで改善する**のが特徴である[2]．

5 非専門医の立場での診断

下肢遠位のしびれなのに深部腱反射亢進がある．

脊髄硬膜動静脈瘻の好発部位が胸椎以下であるため，上肢に症状が出ることはほとんどない．感覚障害も初期は遠位優位であるが，進行すると下肢全体に及び，感覚障害の分布は時に非対称性である．排尿障害も80％で認められ，何よりも上位ニューロン障害として**深部腱反射の亢進や錐体路徴候が認められる**．

MRIでは，T2強調画像で髄内に浮腫を示唆する高信号域を認め，脊髄表面に拡張蛇行した静脈を反映するflow voidを認める．確定診断には血管造影となる．

6 治療・コンサルト

稀であるというだけでなく，感覚ニューロパチー，腰椎症などと類似した症状を示すため，診断には苦慮し，報告によっては発症から診断まで12〜44カ月かかり[2]，時に腰椎症として手術されてしまった症例も稀ながらある[3]．診断の遅れは高度な機能障害をきたしかねないが，血管内治療を主体として加療で70％に機能改善が得られたとの報告がある[4]．

早期診断のためには，MRIの正確な読影が必要であるが，そこに至るためには，ここに挙げた典型例，非典型例の病歴に加えて，**深部腱反射の亢進を認めた場合**は神経内科に早期にコンサルトすべきである．

2 非外傷性脊髄硬膜外出血

脊髄硬膜外腔の**根動脈硬膜枝や脊髄硬膜外静脈叢の破綻による出血**とされる．外傷性と非外傷性があり，**90％が非外傷性**である．ここでとり上げる非外傷性脊髄硬膜外出血の原因として，血管奇形，高血圧，凝固異常などが挙げられるが，60％は特発性である[5]．

1 想起

突然発症の背部痛・頸部痛後のしびれ．

2 典型例

激しい咳，嘔吐，重いものを持ち上げるなどの胸腔，腹腔内圧が上昇するような動作後に，突然発症の背部痛・頸部痛，神経根性痛後，数時間以内に脊髄症状が出現する．出血源は，硬膜外静脈叢で後内椎骨静脈叢（図4）の破綻によることが多い．静脈弁を内椎骨静脈はもち合わせていないため，腹圧の上昇などで破綻をきたしやすい．また，背側の血腫が多いとされる（図5）．脊髄症状は，対麻痺，四肢麻痺，単麻痺，片麻痺，Brown-Sequard症候群など硬膜外の血腫が形成される部位でさまざまである．

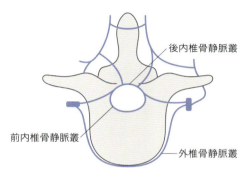

図4 **椎骨静脈叢**
硬膜外静脈叢で，前内椎骨静脈叢は，後縦靭帯に囲まれ出血する領域が制限されているのに対して，後内椎骨静脈叢は，脊柱管の外背側に発達し，静脈が比較的破綻しやすいとされる．

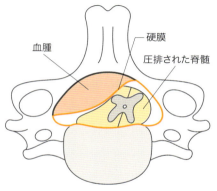

図5 **脊髄硬膜外血腫**
後内椎骨静脈叢の破綻による血腫で脊髄が硬膜外から圧排される．

3 非典型例

神経症状が一過性に軽快してしまう自然治癒例がある．2〜16時間と改善までの時間はさまざまである[6]．血腫が頭尾側方に拡散することや，椎間孔を介して脊柱管外に流出することで寛解すると推測されている．稀に痛みが先行せず**片麻痺で発症し，脳梗塞と診断されてしまう症例**もある[7]．

4 非専門医の立場での診断

　確定診断にはMRIが主流である．24時間以内ならT1強調画像で等信号，T2強調画像で不均一な高信号域を示し，24時間以降は，T1強調画像で高信号域，T2強調画像で低信号域を呈する．胸髄が最も多く，次いで頸髄，腰髄の順とされ，血種の位置は96％が後方硬膜外に位置する．**CTも救急外来や夜間救急での試行が可能**であるため有用であるが，胸椎レベルでは肺実質と椎体骨とのコントラストが強すぎるため，描出困難な場合がある[8]．

5 治療・コンサルト

　減圧術を試行するか，保存的治療を選択するのか，専門性の高い判断が必要となるため，画像的診断が済んでいれば早急に整形外科にコンサルトすべきである．画像診断が困難な状況や試行すべき画像の選択を迷う場合は，非典型例のような脳血管障害と判別に苦慮する症例もあるため，いずれにしろ急性発症であるので，血管障害の評価のため神経内科にコンサルトすることが望ましい．

> **コラム**
>
> **脊髄梗塞**
>
> 　突然発症する非圧迫性ミエロパチーの代表的疾患である．「しびれ」を主訴とする麻痺症状が主である．胸髄下部から円錐部に多いが，頸髄でもみられる．梗塞に陥ったレベルに一致した背部痛が先行し，高度な弛緩性麻痺，障害レベル以下の感覚障害，髄節性の神経障害，膀胱直腸障害が特徴である．
> 　MRIでは，T2強調画像で髄内前方snake eyes状に高信号域を認める．造影効果はない．

文献

1) Sheikh SI, et al：Spinal dural arteriovenous fistula mimicking prostate hyperplasia. J Emerg Med, 41：e137-e140, 2011
2) Jellema K, et al：Spinal dural arteriovenous fistulas: a congestive myelopathy that initially mimics a peripheral nerve disorder. Brain, 129：3150-3164, 2006
3) Jellema K, et al：Spinal dural arteriovenous fistulas: clinical features in 80 patients. J Neurol Neurosurg Psychiatry, 74：1438-1440, 2003
4) Jellema K, et al：Spinal dural arteriovenous fistulas: long-term follow-up of 44 treated patients. Neurology, 62：1839-1841, 2004
5) 野地雅人，他：脊髄硬膜外血腫の診断と治療．脊椎脊髄, 29：1111-1120, 2016
6) 國保倫子，他：脊髄硬膜外血腫．脊椎脊髄, 27：656-662, 2014
7) 荻原浩太郎，他：頸髄硬膜外血腫8例の検討．脊髄外科, 26：200-204, 2012
8) Liao CC, et al：Experience in the surgical management of spontaneous spinal epidural hematoma. J Neurosurg, 100：38-45, 2004

第3章 末梢神経疾患でのしびれ

1 糖尿病性ニューロパチー・小径線維神経障害

1 糖尿病性ニューロパチー

糖尿病性ニューロパチーは，全身性（多発性）と局所性の2つに分類される．遠位優位の対称性に発症進展する感覚・運動性多発ニューロパチーは，糖尿病性多発ニューロパチー（DPN）として典型例である．一方，病期のどの時期でも出現しえ，単相性で可逆性の痛みが主体である非典型的ニューロパチーとして，全身性である急性有痛性糖尿病性ニューロパチー，治療誘発性糖尿病性ニューロパチー，高血糖性ニューロパチーと，病変が多巣性である糖尿病性腰仙部神経根神経叢ニューロパチー，胸部神経根ニューロパチーなどが知られている．

1 想起

糖尿病患者が，両側下肢遠位優位に異常感覚を自覚している場合．

2 典型例

感覚障害は下肢遠位優位で左右対称性．
足先，足底の対称性にピリピリ感，ジンジン感などの自発的異常感覚で初発する（図1 Ⓐ）．触れることでザラザラするような錯感覚もみられる．進行とともに，短靴型の感覚障害から靴下型に進展し（図1 Ⓑ），高度な障害に至ると手袋靴下型となり上肢に及ぶようになる（図1 Ⓒ）．末期になると疼痛感が消失し，感覚脱失となるが，この時期では痛みを感じないため，外傷や火傷を受けやすくなり，糖尿病性足病変や感染症ハイリスク状態に陥る．

運動障害は無症候性で始まる．
運動神経線維は，病理学的には初期から障害を受けていると考えられているが，糖尿病性ニューロパチーでは運動障害が前面に出ることはない．おそらく，残存する運動神経線維に

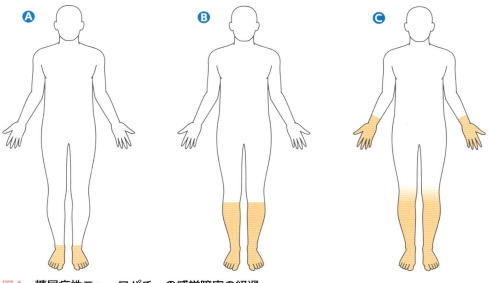

図1　糖尿病性ニューロパチーの感覚障害の経過
Ⓐ初期には足に限局，Ⓑ進行すると靴下型，Ⓒ高度に進行すると手袋靴下型．

よる筋細胞への再支配が有効に作用していると考えられている．よって，**筋力低下は末期的進行期**にある患者にみられる症状である．したがって，遠位優位の糖尿病性ニューロパチーの運動障害の評価は，限局した足部の筋で行う．趾を背屈させる筋である，外踝前方の足甲部に位置する**短趾伸筋の萎縮は，遠位優位の糖尿病性ニューロパチーで最初にみられる所見**である．短趾伸筋の筋萎縮の評価は，趾を伸展するときの，短趾伸筋の盛り上がりの有無で容易に確認

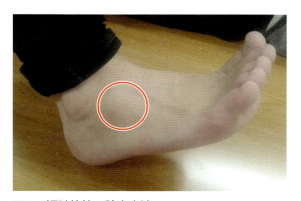

図2　短趾伸筋の診察方法
趾を伸展すると○で囲む領域に筋腹の盛り上がりを容易に確認できる．

できる（図2）．筋萎縮があると，この盛り上がりが確認できなくなる．機能的には，この短趾伸筋が筋力低下を示していても，下腿の長趾伸筋が保持されているため，患者の足首の背屈は障害されず，ADLに支障はない．糖尿病性ニューロパチーによる短趾伸筋の萎縮は，運動障害があるにもかかわらず，患者が自覚できない無症候性徴候である．

自律神経障害は最後に出現．

　自律神経障害は，起立性低血圧，交代性下痢，胃麻痺，排尿困難，発汗障害など全身に及ぶが，軽度の障害の際は自律神経自身の機能維持機構が働くため，自律神経障害が臨床的に明らかになるということは，かなり糖尿病性ニューロパチーが進行したことを意味する．

3 非典型例

胸部が帯状にしびれる.

胸部神経根ニューロパチーは，糖尿病性ニューロパチーを呈している2型糖尿病患者に出現する稀な神経障害である．胸部もしくは腹部に帯状に，**片側もしくは両側性に灼熱感やしびれ，感覚低下**などが出現する．障害の幅は，単髄節であったり，多髄節のこともあり，胸部脊髄神経の腹側枝である前枝もしくは，背側枝である後枝のみのこともある（図3）．多くは数カ月で自然軽快する．

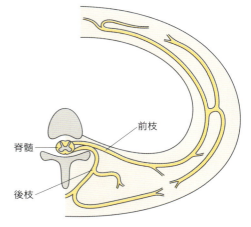

図3 胸部脊髄神経の分布
前枝は，腹壁，肋間筋を支配し，躯幹の側面，前面の皮膚に分布する．後枝は，脊柱起立筋などを支配し，背部の皮膚に分布する．

一側大腿の疼痛で始まる筋力低下.

糖尿病性腰仙部神経根神経叢ニューロパチーは，急性から亜急性の**一側大腿の疼痛で発症し，同部位の筋力低下と筋萎縮**が出現してくる．経過で疼痛と筋力低下は対側に拡大し遷延する．糖尿病の罹患期間と相関せず，血糖コントロールの悪くない患者にも発症しうる．髄液検査で蛋白細胞解離を伴う中等度から高度の髄液蛋白上昇を認め，腰仙部造影MRIで馬尾の増強効果が認められる．針筋電図では，単一神経ではなく，多巣性に脱神経所見を認める．神経生検の解析から，免疫学的機序による微小血管の炎症によって，腰仙部神経根および神経叢が虚血となり発症するとされる[1]．

下肢の非対称な感覚障害.

下肢の感覚障害の左右差が顕著の場合は，糖尿病性ニューロパチーではなく，腰部神経根症を考えるべきである．

上肢に感覚障害が目立つ.

長さ依存的な末梢神経障害の代表でもある糖尿病性ニューロパチーで，下肢より上肢に感覚障害が優位になることはない．上肢優位な感覚障害を認めた場合は，頸椎症，後縦靱帯骨化症などの頸椎疾患や手根管症候群，肘部管症候群などの絞扼性神経障害を考えるべきである．

筋力低下が目立つ.

糖尿病患者の末梢神経障害とはいえ，神経障害発症早期より筋力低下が目立つ場合は，慢性炎症性脱髄性多発神経炎が糖尿病患者に合併している可能性も十分ありえる．

4 非専門医の立場での診断

　Toronto consensusにおいて糖尿病性多発ニューロパチーの診断基準が提案されている．表1に示すように，まず両側性の趾，足，下腿の感覚低下やビリビリ感で代表される**異常感覚**からなる自覚症状，理学所見にて**両側左右対称性の感覚低下，両側のアキレス腱反射の低下もしくは消失**をあげ，表1の①〜③のうち1項目でもあればpossible 糖尿病性多発ニューロパチー，2項目以上であればprobable 糖尿病性多発ニューロパチー，1項目以上を満たし，神経伝導速度検査で異常があればconfirmed 糖尿病性多発ニューロパチーと判断する．①〜③のすべての項目がなくても神経伝導速度検査で異常がある場合は，subclinical 糖尿病性多発ニューロパチーとしている．

表1　糖尿病性多発ニューロパチーの診断基準（Toronto consensus）

Possible DPN：可能性あり

下記の自覚症状，他覚所見のいずれか1個を有する．
①自覚症状：両側性の足趾，足，下腿の陽性症状
　（ジンジンしたしびれ，刺す，切る，焼ける，うずくような痛み）
②左右対称性の他覚的感覚低下
③両アキレス腱反射の低下・消失

Probable DPN：ほぼ間違いない

①〜③の自覚症状，他覚所見のうち2個以上が存在する．

Confirmed DPN：確実

自覚症状，他覚所見＋神経伝導機能障害
（神経伝導障害がない場合は明らかな小径線維神経障害でも診断できる）

Subclinical DPN：無症候性

自覚症状，他覚所見がなく神経伝導機能障害または小径線維神経障害のみ存在

DPN：diabetic polyneuropathy（糖尿病性多発ニューロパチー）
文献2より引用

わが国では，「糖尿病性神経障害を考える会」が作成した糖尿病性多発ニューロパチーの簡易診断基準（表2）が普及している．ここでは，**自覚症状，アキレス腱反射の低下もしくは消失，振動覚低下**の3項目のうち2項目を満たした場合，糖尿病性多発ニューロパチーと診断している．自覚症状は，厳格に足趾先もしくは裏の「しびれ」，「疼痛」，「異常感覚」のいずれかに限定している．アキレス腱反射も両側の異常を膝立位で行うよう規定している（図4）．振動覚もC128音叉を用い，音叉を手で叩いた瞬間を0秒として，内踝で音叉の振動を自覚できる時間が10秒以下の場合を異常としている（図5）．

コラム

振動覚は内踝でよいか？

ベッドサイドの振動覚の診察では，足関節内踝で行うことが多い．しかし，糖尿病性ニューロパチーは長さ依存性の遠位優位の末梢神経障害である．より遠位で振動覚を検査したほうが鋭敏に振動覚の異常を検出できる可能性がある．糖尿病患者167名を対象に，脛頭状，内踝，母趾基節背側の3つで，どの部位が糖尿病性ニューロパチーの重症度と相関するかの検討では，母趾基節背側が最も鋭敏に重症度と相関した．重症例ほどより遠位で振動覚が低下することが示され，母趾が検査部位として最も優れていると報告されている[4]．

表2 糖尿病性多発ニューロパチーの簡易診断基準

必須項目

以下の2項目を満たす．
1. 糖尿病が存在する．
2. 糖尿病性多発ニューロパチー以外の末梢神経障害を否定しうる．

条件項目

以下の3項目のうち2項目以上を満たす場合を"神経障害あり"とする．
1. 糖尿病性多発ニューロパチーに基づくと思われる自覚症状．
2. 両側アキレス腱反射の低下あるいは消失．
3. 両側内踝の振動覚低下．

注意事項

1. 糖尿病性多発ニューロパチーに基づくと思われる自覚症状とは，
   1）両側性
   2）足趾先あるいは足底の「しびれ」「疼痛」「異常感覚」のうちいずれかの症状を訴える．
   上記の2項目を満たす．
   上記の症状のみの場合および「冷感」のみの場合は含まれない．
2. アキレス腱反射の検査は膝立位で確認する．
3. 振動感覚低下とはC128音叉にて10秒以下を目安とする．
4. 高齢者については老化による影響を十分考慮する．

参考項目

以下の参考項目のいずれかを満たす場合は，条件項目を満たさなくとも"神経障害あり"とする．
1. 神経伝導検査で2つ以上の神経でそれぞれ1項目以上の検査項目（伝導速度，振幅，潜時）の明らかな異常を認める．
2. 臨床症候上，明らかな糖尿病性自律神経障害がある．しかし自律神経機能検査で異常を確認することが望ましい．

文献3より引用

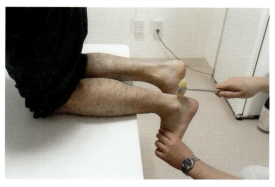

図4 膝立位でのアキレス腱反射
検者は手をそえて被検者の足首を軽く背屈し，アキレス腱をハンマーで叩く．

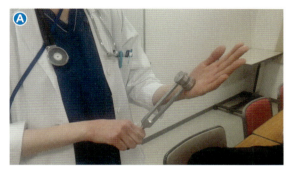 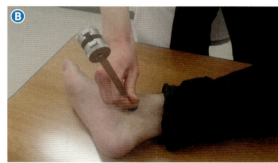

図5 振動覚の検査
C128音叉を用い，音叉を叩いた（A）瞬間を0秒として数え，内踝（B）にあてて検査する．

5 治療・コンサルト

　糖尿病性ニューロパチーの発症と進展を抑止するには，**厳格な血糖コントロール**を維持することが推奨されている[5]．もちろん高血圧，脂質異常症，禁煙，禁酒も重要な因子ではある．日常生活に支障をきたすような有痛性神経障害については，軽症例なら血糖コントロールと生活習慣の改善で経過観察するが，中等症以上の症例には薬物療法が必要になってくる．

　薬物療法としては，三環系抗うつ薬，SNRI，Caチャネルα2δリガンド，抗不整脈薬であるメキシレチンがあげられる．効果不十分なら，トラマドールとアセトアミノフェンの合剤をはじめとする麻薬性鎮痛薬を使用する．

　上記治療でも，疼痛，しびれのコントロールが不良な場合は，糖尿病専門医へのコンサルトが望ましい．非典型例で示した病型なら，まずは神経内科に糖尿病性ニューロパチーで説明可能かどうかコンサルトすることが望ましい．

2 小径線維神経障害（SFN）

　小径線維神経障害（small fiber neuropathy：SFN）は，まさに小径線維である有髄Aδ・無髄C線維を障害し，疼痛，自律神経症状を主とするニューロパチーである．多くは長さ依存性の障害をとるが，長さ非依存性の障害になることもある[6]．解剖学的診断であるため，さまざまな基礎疾患が原因となる．診断法や診断基準が一定していないため，本邦における発症率や有病率は，いまだ十分に把握はできていない．

1 想起

　両側下肢遠位，顔面，軀幹，上肢に灼熱感や針で刺すような痛みで発症し，少しの刺激で強い痛みを感じるアロディニアを伴い，温熱や反復刺激によって痛みが増強する場合．

2 典型例

　長さ依存性SFNは，平均発症年齢55歳で性差はない[7]．**両側下肢遠位の足先の灼熱感，針で刺すような痛み**で発症し，その痛みが徐々に上行し，両側上肢にも出現する（図6）[8]．両側上下肢指先の灼熱感，針で刺すような痛みは**夜間，温熱で増悪**するため，靴下や掛け布団などが耐えられなくなる[6]．筋痙攣，むずむず足，瘙痒もしばしば認められる．**アロディニアが目立ち，温痛覚低下，反復刺激で増悪する痛み**が典型的で，筋力，深部腱反射，触覚，位置感覚，振動覚に異常は認めない．起立性低血圧，発汗障害，便秘・下痢，排尿障害，インポテンスなどの自律神経障害を合併する．

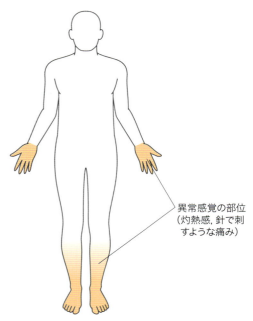

図6　長さ依存性SFN
両側下肢遠位の足先，両側上肢指先の灼熱感，針で刺すような痛みが特徴．

異常感覚の部位
（灼熱感，針で刺すような痛み）

3 非典型例

顔面，躯幹，上肢に感覚障害が目立つ．

　長さ非依存性SFNは，長さ依存性SFNと比べて，平均発症年齢45.5歳で女性に多く，免疫学的疾患が背景にある場合が多い[7]．長さ非依存性SFNは，長さ依存性SFNの1/4から1/3の頻度である．長さ非依存性SFNでも，足先の灼熱感，針で刺すような痛みは長さ依存性SFNと同様ではあるが，**下肢に症状が限局している症例は稀**で，時に経過中下肢に全く症状がない症例もある．また，多くの長さ非依存性SFNが，下肢に症状が出る前もしくは下肢の症状と同時に**顔面，躯幹，上肢に感覚障害**がすでに出現している（図7）[7, 8]．後根神経節や複数の単神経の障害が示唆されている．長さ依存性SFNと同じく自律神経障害を合併する．

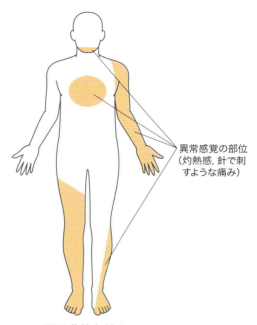

図7　長さ非依存性SFN
下肢に症状が出る前もしくは下肢の症状と同時に顔面，躯幹，上肢に感覚障害がすでに出現している．

4 非専門医の立場での診断

長さ依存性SFN，もしくは長さ非依存性SFNの臨床像を呈し，筋力，深部腱反射，触覚，位置感覚，振動覚に異常は認めない場合は，SFNを疑う．

　神経伝導速度検査を行い，それが正常なら，SFNの疑いは強まる．SFNには表3のような原因疾患があり，その検索をあわせて行う．明らかな原因疾患が特定できないものが，50％以上にのぼり特発性とされる[8]．ゴールドスタンダードは皮膚生検であり，小径線維の障害を示唆する表皮内神経線維密度の低下の証明となる[6]．

表3　SFNの原因疾患

特発性	
代謝・栄養	●糖尿病，耐糖能異常　●メタボリック症候群　●慢性腎不全 ●ビタミンB₁₂欠乏症　●ビタミンB₁欠乏症　●甲状腺機能障害　●脂質異常症
感染	●HIV　●C型肝炎　●シャーガス病
アミロイドーシス	●全身性　●家族性
自己免疫	●シェーグレン症候群　●線維性筋痛症　●全身性エリテマトーデス　●血管炎 ●サルコイドーシス
薬剤・中毒	●メトロニダゾール　●リネゾリド　●抗TNF阻害剤　●タリウム ●スタチン　●ワクチン　●アルコール
傍腫瘍性	●多発性骨髄腫・M蛋白血症　●肺癌
遺伝性	●Fabry病　●遺伝性感覚自律神経ニューロパチー
炎症性	●ギラン・バレー症候群
その他	●パーキンソン病　●ポンペ病　●ウイルソン病　●セリアック病 ●筋萎縮性側索硬化症　●副腎白質ジストロフィー

5 コンサルト

　診断のゴールドスタンダードが，皮膚生検でもあり，また原因疾患も多岐にわたり，診断が専門医でも難しい．非専門医としては，両側下肢遠位，顔面，躯幹，上肢に灼熱感や針で刺すような痛みで発症し，アロディニアを伴い，温熱や反復刺激によって痛みが増強し，神経伝導速度検査に異常がない場合は，SFNが否定できないため，神経内科にコンサルトすべきである．

文献

1）出口尚寿，他：糖尿病と自己免疫性ニューロパチー．BRAIN and NERVE，66：135-147，2014
2）Tesfaye S, et al：Diabetic neuropathies: update on definitions, diagnostic criteria, estimation of severity, and treatments. Diabetes Care, 33：2285-2293, 2010
3）糖尿病性神経障害を考える会：糖尿病性多発神経障害の診断基準と病期分類．末梢神経，23：109-111，2012
4）長谷川 修，他：糖尿病性多発ニューロパチー評価のための振動覚検査はどこで行うとよいか．神経内科，63：547-550，2005
5）Martin CL, et al：Neuropathy and related findings in the diabetes control and complications trial/epidemiology of diabetes interventions and complications study. Diabetes Care, 37：31-38, 2014
6）Chan AC & Wilder-Smith EP：Small fiber neuropathy: Getting bigger! Muscle Nerve, 53：671-682, 2016
7）Khan S & Zhou L：Characterization of non-length-dependent small-fiber sensory neuropathy. Muscle Nerve, 45：86-91, 2012
8）Terkelsen AJ, et al：The diagnostic challenge of small fibre neuropathy: clinical presentations, evaluations, and causes. Lancet Neurol, 16：934-944, 2017

コラム

下肢の深部腱反射

● 膝蓋腱反射

　坐位では，足が床から離れるようにして，下肢の力が抜けた状態で膝蓋骨の下で最もくぼんだところを叩き，下肢の伸展具合を評価する（図1）．臥位では，両下肢を揃えて約60°の屈曲位で行う（図2）．

● アキレス腱反射

　仰臥位で行うなら，検査する足をもう一方の下肢の上にのせ，足首を軽く背屈させながら，アキレス腱をハンマーで叩く（図3）．アキレス腱反射が出にくい場合や，糖尿病性神経障害の評価においては，ベッドの上で跪く姿勢をとり，足首をやはり軽く背屈させながらアキレス腱をハンマーで叩く（図4）．

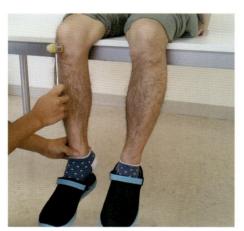

図1　坐位での膝蓋腱反射

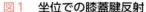

図2　臥位での膝蓋腱反射

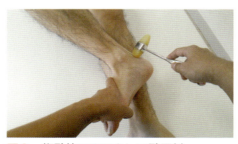

図3　仰臥位でのアキレス腱反射

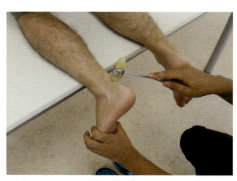

図4　アキレス腱反射が出にくい場合の方法

免疫性ニューロパチー

1 免疫性ニューロパチーとは

　免疫性ニューロパチーは，末梢神経組織の髄鞘や軸索に存在する抗原性を有する蛋白やガングリオシドなどのスフィンゴ糖脂質をターゲットとする自己免疫機序によって引き起こされるニューロパチーである．そのなかでもギラン・バレー症候群（Guillain-Barré syndrome：GBS）と慢性炎症性脱髄性多発神経炎（chronic inflammatory demyelinating polyneuropathy：CIDP）の2つが代表的疾患となる．

1）GBS

　GBSは，**約2/3で先行感染が認められ，急性に発症**し，脱髄もしくは軸索障害を示唆する電気生理学的所見を呈するニューロパチーである．その先行感染因子として同定されているのは，*Campylobacter jejuni*，*Mycoplasma pneumoniae*，サイトメガロウイルス（CMV），EBウイルス（EBV）の4つが知られている．特に*Campylobacter jejuni*，*Mycoplasma pneumoniae*の菌体外膜には末梢神経の糖脂質と分枝相同性のある糖鎖が存在しているため，分枝相同性機序がその発症にかかわっているとされる．GBS患者の急性期血清では，50～60％にヒト末梢神経に存在する種々の糖脂質に対する抗体が検出される点も，その分枝相同性の機序を反映していると考えられる．疫学的には，わが国において人口10万人あたり年間1.2人とされ[1]，男女差は1.1～1.7：1でやや男性に多い．GBSはあらゆる年代で発症し，高齢になるほど発症頻度が上がるとされる．

2）CIDP

　CIDPは，**2カ月以上の経過で進行**し，脱髄を示唆する電気生理学的所見を呈するニューロパチーとされる．さらに炎症抑制効果をもつガンマグロブリン大量療法，副腎皮質ホルモン療法に良好な反応を示すニューロパチーでもある．しかし，CIDPでは疾患特異的マーカーが存在していないため，類似の臨床像をきたす疾患との鑑別診断を留意していくことが必要とされ，これまで米国神経学会をはじめ，複数の診断基準が示されてきた．近年は，EFNS/PNS（European Federation of Neurological Societies/Peripheral Nerve Society）診断基準（後述）が国際的標準となっている．疫学的には，米国神経学会の診断基準を用いた国内での調査では，10万人に1.61人（男性2.01人，女性1.23人）で[2]，性差は男性優位，発症は全年齢層に広く及ぶが，平均発症年齢は40～50歳代とされている．

2 想起

1) GBS

先行感染後，急性にかつ4週間以内に症状増悪がピークとなり，四肢遠位部のしびれ感などの軽度の感覚症状が左右対称性に先行する．対称性かつ近位，遠位のびまん性に障害が及ぶ運動優位の多発ニューロパチー．

2) CIDP

2カ月以上の経過で，対称性かつ近位，遠位のびまん性に障害が及ぶ運動感覚障害を呈する多発ニューロパチー．

3 典型例

遠位だけでなく近位も等しく筋力が低下する．

中枢神経と血液の間には血液脳関門が知られているが，末梢神経にもバリアシステムが存在し血液神経関門（blood-nerve barrier：BNB）とよばれている．BNBは，抗体の末梢神経への流入や病的なリンパ球の浸潤を阻止することで，末梢神経の内部環境を守っているとされる．代表的免疫性ニューロパチーであるGBSとCIDPの発症や病状の進行に，このBNBの破綻が関与している．血液神経関門は図1に示す**遠位部神経終末と神経根部で欠如**しているため，この部位が**末梢神経にとって脆弱部位**となっている．通常の多発ニューロパチーでは遠位ほど障害を受ける長さ依存的な障害とされるが，GBSとCIDPは神経終末と神経根部両方で，抗体や病的リンパ球による障害を受けるため，典型例では遠位だけでなく近位も等しく筋力が低下するパターンをとる[3]．

1) GBS

先行感染がある場合は1〜2週の潜伏期間後，また先行感染がない場合でも，**発症後4週間以内に症状として極期を迎え，回復期に至る単相性の経過**が，GBSを特徴づける経過である（図2）．症候としては，四肢遠位のビリビリ感などの異常感覚が1〜2日先行し，下肢優位の四肢の筋力低下が出現してくる．また，遠位，近位で分けると**半数以上で近位筋**

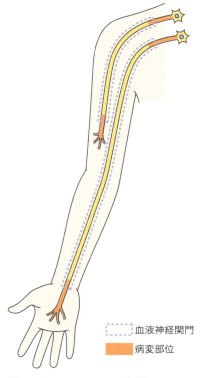

図1　GBSとCIDPの病態
血液神経関門（blood-nerve barrier：BNB）は遠位部神経終末と神経根部で欠如しているため，この部位が末梢神経にとって脆弱部位となっている．GBSとCIDPは神経終末と神経根部両方で，抗体や病的リンパ球による障害を受けるため，典型例では遠位だけでなく近位も等しく筋力が低下するパターンをとる．

が優位に障害される．20〜30％の症例では，呼吸筋麻痺まで進行する．

GBSでの疼痛は比較的よく遭遇する症候である．GBS156例中**66％の症例で何らかの疼痛を自覚**しており，38％は筋力低下に先行したとの報告がある[4]．またGBS27例を検討した研究では[5]，疼痛のある部位は腓腹部33％，腰背部29％，大腿部29％であった．腰背部や大腿部の疼痛では，Lasegue徴候の陽性例があり腰椎症などと誤診される危険性がある．痛みの質としては，筋肉痛様，神経痛様と表現されていた．

脳神経症状は，30〜60％とCIDPと比較すると頻度が高く，四肢筋力低下後に出現することが多い．**自律神経症状もGBSの2/3**の症例でみられる症候である．血圧上昇，起立性低血圧，頻脈，徐脈，膀胱直腸障害，イレウス・下痢などの消化器症状が報告されている．

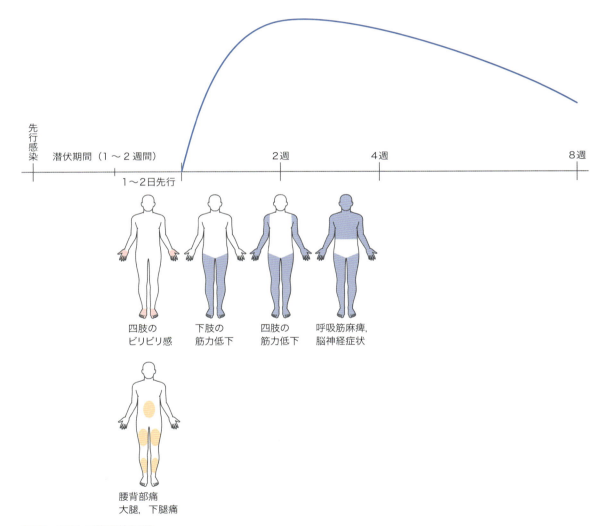

図2　GBSの典型的経過
1〜2週の潜伏期間後，発症後4週間以内に症状として極期を迎え，回復期に至る単相性の経過．四肢遠位の異常感覚が1〜2日先行し，下肢優位の四肢の筋力低下が出現．呼吸筋麻痺まで進行する場合もある．脳神経症状は，四肢筋力低下後に出現する．GBSでの疼痛は筋力低下に先行する．

> **コラム**
>
> **先行感染があれば，GBS？**
>
> しばしば呼吸器症状，下痢などが先行する神経症状を診ると，病歴の時系列に関係なくGBSを鑑別にあげる様子をしばしば目にする．GBSは抗体が産生されるために，少なくとも1週間は感染が先行する必要がある．GBSの病歴診断には，今回の典型的病歴をぜひ参考にしていただきたい．

2) CIDP

2カ月以上の経過で，四肢の近位，遠位ともに対称性に運動感覚障害が進行する（図3）．この慢性の経過がCIDPの重要な臨床的特徴である．自然経過の質としては，単相性，再発，緩徐進行性など3つの形式が主である．再発性経過は50％，慢性進行性が30％，慢性の単相性経過は20％程度の割合とされる．また，再発性の経過ではあるが，月に何度も再発するような例も10％ほどあるとされる．手足の異常感覚が先行する点はGBSと共通ではあるが，**脳神経症状はGBSに比べて稀**である．

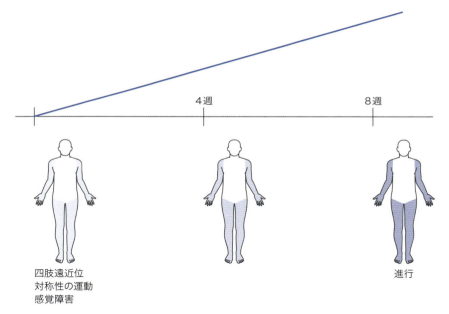

図3 CIDPの典型的経過
2カ月以上の経過で，四肢の近位，遠位ともに対称性に運動感覚障害が進行する．

4 非典型例

1）GBS

① facial diplegia and paresthesias

両側顔面神経麻痺と四肢遠位の異常感覚が主で，四肢筋力低下がほとんどないGBSの亜型である（図4）．80％に先行感染が存在し，その35％がCMV感染とされる．典型的GBSは，四肢の筋力低下が出現後に，顔面神経麻痺が加わるパターンであるため，経過の違いと四肢筋力低下がほとんどないことから想起する．四肢末梢神経における電気生理学的検査で脱髄所見を認めることからGBSに含まれている．稀な一亜型でGBSの1％弱とされる[6]．

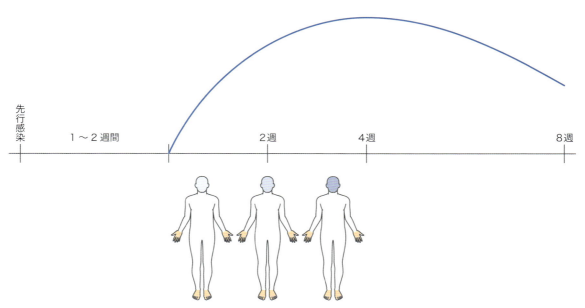

図4　facial diplegia and paresthesiasの経過
両側顔面神経麻痺と四肢遠位の異常感覚のみで経過する．

②対麻痺型GBS

痛みが先行し，両下肢の筋力低下のみ．

背部痛や坐骨神経痛様の痛みが先行し，10日ほどでピークを迎える両下肢の筋力低下と感覚障害，腱反射消失を呈するGBSの亜型である．脳神経，上肢に症状は原則ない．下肢末梢神経における電気生理学的検査で脱髄所見を認めることからGBSの亜型とされる．両下肢筋力低下を診て，最初からGBSを想起することはきわめて困難と思われる．他の疾患が除外されてはじめて想起される診断困難なGBSの亜型である[7]．

③再発性GBS

長期間間隔が空いてから，再発するGBSが2〜5％あるとされる[8]．

④治療関連変動GBS

初回治療にて寛解したにもかかわらず再燃するGBSが10％ほどあるとされる（図5）[9]．

2) CIDP

CIDPは，特異的マーカーと言える自己抗体が同定されていないため，複数の病態が混在する症候群として位置付けておくのが，現時点では望ましいと思われる．そのためEFNS/PNSの診断基準では，CIDPとしてのスペクトラムに含みはするが非典型的CIDPとして分類される，亜型としての一群が提示されている．

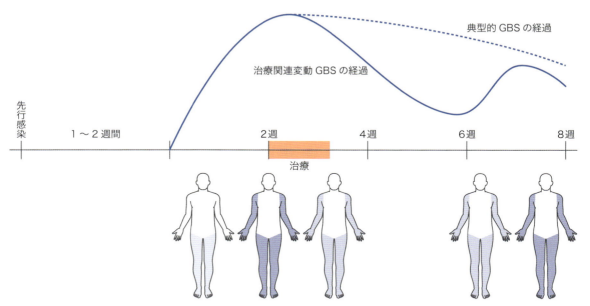

図5　治療関連変動GBSの経過
初回治療にて寛解したにもかかわらず再燃する経過を示す．

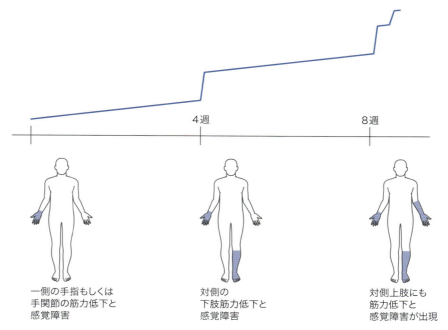

図6　多巣性後天性脱髄性感覚運動ニューロパチーの経過
慢性進行性もしくは段階的に，感覚・運動障害性の多発単神経障害の病像を呈する．図の感覚障害が出現する順番は一例である．

①多巣性後天性脱髄性感覚運動ニューロパチー

慢性進行性もしくは段階的に，感覚・運動障害性の多発単神経障害．

　本邦では，長年Lewis–Sumner症候群とよばれていた**慢性進行性もしくは段階的に非対称性に運動感覚障害を呈する**一群で，一側上肢から発症することが多い（図6）．感覚・運動障害性の多発単神経障害型で非対称性CIDPとも言える．びまん性対称性の運動感覚障害をきたす典型的CIDPと違い，単神経障害や神経根障害との鑑別が必要になる．患肢の電気生理学的検査では，CIDPと同様に脱髄所見を認めることで診断に至る．病態的には，神経終末や神経根部ではなく，図7に示すように**神経幹のBNBに局在性に破綻**が生じ，多巣性の病変を引き起こす可能性が示唆されている．

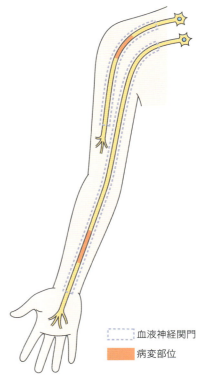

図7　多巣性後天性脱髄性感覚運動ニューロパチーの病態
神経終末や神経根部ではなく，神経幹のBNBに局在性に破綻が生じ，多巣性の病変を生じる．

②**遠位優位型脱髄性対称性ニューロパチー**

6カ月以上の経過で，緩徐進行性に四肢遠位部に左右対称性に感覚障害を呈する（図8）．**運動障害はほとんどない**のが特徴である．四肢の電気生理学的検査では，感覚神経の障害が高度とされ，CIDPの亜型とされる．

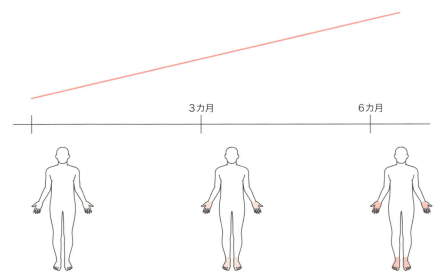

図8　遠位優位型脱髄性対称性ニューロパチーの経過
6カ月以上の経過で，緩徐進行性に四肢遠位部に左右対称性に感覚障害を呈する．

③急性発症CIDP

4週間以内に急速に進行し，さらにその後も進行．

4週間以内に急速に進行するタイプで，亜急性発症もしくは急性発症CIDPとよばれる．CIDPの13％にみられ，GBSとの異同が問題となる．**4週間以内に急速に進行し，さらにその後も進行しつづける点**がGBSとの違いとなる（図9)[9]．

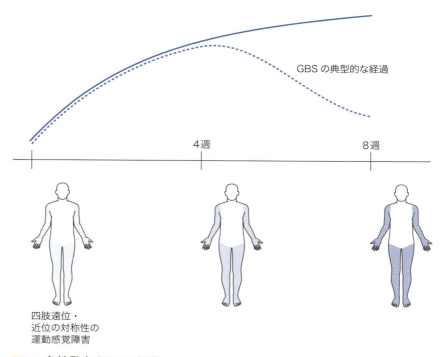

図9 急性発症CIDPの経過
4週間以内に急速に進行し，さらにその後も進行しつづける点がGBSとの違い．

5 診断およびコンサルト

1）コンサルトおよび紹介

診断には電気生理学的検査が必須．

GBS（表1）[10]とCIDP（表2）[11]の診断基準をそれぞれ示すが，非専門医にとって，この基準を使って診断まで至るのはしばしば困難である．免疫性ニューロパチーの**確定診断には，電気生理学的検査が必須**となるため，「❷想起」と「❸典型例」で述べたGBSとCIDPの典型的パターンの病歴や身体所見が得られたならば，神経内科にコンサルトもしくは紹介が必要となる．

表1　Asbury & CornblathらのGBSの診断基準[10]

Ⅰ．必要条件
1. 二肢以上の進行性の筋力低下

Ⅱ．診断を支持する臨床所見
1. 発症4週間以内に症状はピークに達する
2. 症状の進行が停止して2〜4週間後に症状が改善し始める
3. 四肢の腱反射低下〜消失
4. 症状の左右対称性
5. 軽度の感覚障害，異常感覚
6. 脳神経麻痺（外眼筋麻痺，顔面神経麻痺，球麻痺）の存在
7. 自律神経障害（頻脈，不整脈，血圧変動）の存在
8. 発症時に発熱を欠く

Ⅲ．診断を支持する検査所見
1. 末梢神経伝導検査での異常（伝導速度低下，遠位潜時延長，伝導ブロック，F波潜時延長，複合筋活動電位低下など）
2. 発症1週間以降における蛋白細胞解離（細胞数は90％で10/μL以下）
3. 急性期血清での抗ガングリオシド抗体の上昇（特にIgGクラス）

Ⅳ．診断を疑う所見
1. 筋力低下の左右差が顕著で，かつその状態が持続
2. 発症当初からの膀胱直腸障害の存在
3. 50/μLを超える髄液細胞増多
4. 髄液細胞分画における多核球優位
5. 境界明瞭なレベルのある感覚障害

Ⅴ．除外診断
1. 末梢神経障害：有機溶媒中毒，ポルフィリン代謝異常，ジフテリア，鉛中毒，血管障害，栄養障害，CIDP（初発，急性発症）
2. 神経筋接合部障害：重症筋無力症，有機リン，ボツリヌス，貝毒
3. 筋疾患：筋炎，低カリウム血症，低リン血症，横紋筋融解，周期性四肢麻痺，旋毛虫症
4. 脳幹障害：梗塞，炎症，脱髄，腫瘍
5. 精神医学性：解離性障害

文献12より引用

表2 CIDP診断基準（EFNS/PNS）

A. 典型的CIDP
- 2カ月以上進行する対称性の運動感覚障害を呈し，近位筋と遠位筋が同様に侵される
- 脳神経が障害されることがある
- 腱反射は四肢で低下・消失する

B. 非典型的CIDP
限局型では障害のない部位の腱反射は正常なことがある
①遠位優位型（distal acquired demyelinating symmetric：DADS）
②多巣性脱髄性感覚運動型（multifocal acquired demyelinating sensory and motor：MADSAM）
　：Lewis-Sumner症候群と同義
③限局型（focal）：一側の腕神経叢もしくは，腰仙神経叢が障害される
④純粋運動型（pure motor）
⑤純粋感覚型（pure sensory）

1. 臨床病型（必須項目）
典型的CIDPもしくは非典型的CIDPとして定義された臨床病型である

2. 電気診断基準
電気生理学的に脱髄が証明されること

3. 支持基準
1) 脳脊髄液で蛋白細胞解離がある（細胞数＜10/mm³）
2) MRIで，馬尾，神経根，神経叢の肥厚あるいはガドリニウム造影効果がある
3) 少なくとも1感覚神経における，下記のいずれかの電気生理学的異常所見がある
　　a. 正中神経（手根管領域は除く）もしくは橈骨神経における感覚神経活動電位の異常と正常の腓腹神経所見を有する
　　b. 正常下限値の80％未満の伝導速度を示す（感覚神経活動電位振幅が正常下限値の70％未満である場合には，70％未満の伝導速度とする）
　　c. 中枢神経系に異常がない場合に，体性感覚誘発電位の遅延がある
4) 各種免疫療法に対する客観的な治療反応性を有する
5) 神経生検による電顕もしくはときほぐし標本の解析で明らかな脱髄と/もしくは，再髄鞘化所見がある

4. カテゴリー
Definite CIDP：
　電気診断基準がdefinite
　電気診断基準がprobable＋支持基準の1項目
　電気診断基準がpossible＋支持基準の2項目
Probable CIDP：
　電気診断基準がprobable
　電気診断基準がpossible＋支持基準の1項目
Possible CIDP：
　電気診断基準がpossible

EFNS：European Federation of Neurological Societies, PNS：Peripheral Nerve Society
文献13～15より

2）「❹非典型例」の想起

　非典型例は，むしろ他のしびれをきたす疾患を診たときの鑑別診断としてあげるべきであろう．

①顔面神経麻痺や対麻痺を診たときの鑑別診断として想起

　facial diplegia and paresthesiasは両側顔面神経麻痺が目立つため，末梢性顔面神経麻痺を診たときに，四肢のしびれがあるようなら，稀な疾患ではあるが想起してもよいかもしれない．対麻痺型GBSは，対麻痺をきたす疾患の鑑別診断のリストに加えておくべきであろう．

②単神経麻痺や神経根障害を診たときの鑑別診断として想起

　多巣性後天性脱髄性感覚運動ニューロパチーは，絞扼性ニューロパチーによる単麻痺や頸椎症や腰椎症による神経根障害の鑑別診断としてあげられる．単神経麻痺の症状はあるが，明らかな絞扼のエピソードがないとき，神経根症状と画像が解剖学的に一致していないときなどは，このCIDPの亜型を考える必要がある．漫然と経過をみてしまうと，治療の時期を逸し，脱髄が遷延化し二次的軸索障害が生じ非可逆的変化をきたしてしまう恐れがある．

③感覚性ニューロパチーを診たときの鑑別診断として想起

　遠位優位型脱髄性対称性ニューロパチーは，慢性経過の感覚障害のみの場合も多く，糖尿病性ニューロパチー，ビタミンB系欠乏性ニューロパチー，アミロイドーシス，シェーグレン症候群に伴うニューロパチーなどの感覚性ニューロパチーが除外された場合は，鑑別診断にあげておくべきである．

3）緊急にコンサルトすべき場合

　急速なスピードでの進行，嚥下・構音障害の存在．
　GBSで，数日といった急速なスピードでの進行，嚥下・構音障害の存在などがある場合は，呼吸筋麻痺に移行する可能性が高いため，緊急のコンサルトが必須である．

文献

1) Iijima M, et al：Prevalence and incidence rates of chronic inflammatory demyelinating polyneuropathy in the Japanese population. J Neurol Neurosurg Psychiatry, 79：1040-1043, 2008
2) 齋藤豊和, 他：ギラン・バレー症候群の全国疫学調査結果について. Prog Med, 19：109-114, 1999
3) 桑原 聡：CIDPの治療. 医学のあゆみ, 255：432-434, 2015
4) Ruts L, et al：Pain in Guillain-Barre syndrome: a long-term follow-up study. Neurology, 75：1439-1447, 2010
5) 谷口 彰, 他：Guillain-Barre症候群における痛み-27症例の検討-. 神経治療学, 23：63-67, 2006
6) Kim JK, et al：When is facial diplegia regarded as a variant of Guillain-Barré syndrome? J Peripher Nerv Syst, 20：32-36, 2015
7) van den Berg B, et al：Paraparetic Guillain-Barré syndrome. Neurology, 82：1984-1989, 2014
8) Kuitwaard K, et al：Recurrent Guillain-Barré syndrome. J Neurol Neurosurg Psychiatry, 80：56-59, 2009
9) Ruts L, et al：Distinguishing acute-onset CIDP from fluctuating Guillain-Barre syndrome: a prospective study. Neurology, 74：1680-1686, 2010
10) Asbury AK & Cornblath DR：Assessment of current diagnostic criteria for Guillain-Barré syndrome. Ann Neurol, 27 Suppl：S21-S24, 1990
11) 鈴木千恵子, 他：慢性炎症性脱髄性多発神経炎-病態と検査所見-. Clinical Neuroscience, 32：302-308, 2014
12) 三井良之 & 楠 進：今日の臨床サポート：ギラン・バレー症候群, エルゼビアジャパン
13) Joint Task Force of the EFNS and the PNS. European Federation of Neurological Societies/Peripheral Nerve Society Guideline on the use of skin biopsy in the diagnosis of small fiber neuropathy : report of a joint task force of the European Federation of Neurological Societies and the Peripheral Nerve Society. J Peripher Nerv Syst, 15：79-92, 2010
14) Van den Bergh PY, et al ; European Federation of Neurological Societies ; Peripheral Nerve Society. European Federation of Neurological Societies/Peripheral Nerve Society guideline on management of chronic inflammatory demyelinating polyradiculoneuropathy : report of a joint task force of the European Federation of Neurological Societies and the Peripheral Nerve Society-first revision. Eur J Neurol, 17：356-363, 2010
15) Erratum in : J Peripher Nerv Syst, 15：373, 2010 and in Eur J Neurol, 18：796, 2011

代謝性ニューロパチー

1 アルコール性ニューロパチー

　アルコールの総消費量や飲酒持続の期間が，アルコール性ニューロパチーの発症にかかわっているとされる．海外での報告では，100 mL/日（ビール換算で3 L，日本酒換算で5合）を毎日3年間飲酒する大量飲酒者に発症するとされている．日本では，遺伝子多型から，海外と比べてより少ない飲酒量で発症する可能性が示唆されている．そのため，日本人で大量飲酒者とされる飲酒量は，日本酒3合/日以上とされている．日本人の大量飲酒者は，全人口の男性で12％，女性で3％程度と推定されている[1]．発症機序としては，アルコールそのものの，もしくはその代謝物の末梢神経への直接的障害と考えられている．

1 想起

　日本酒3合/日以上を連日3年間続けている大量飲酒者の両下肢遠位優位しびれ．

2 典型例

1カ月以上の経過で，有痛性感覚障害を伴い運動麻痺がほとんどない両下肢遠位優位の感覚障害．歩行は可能．

両下肢遠位に対称性に1カ月以上の経過で緩徐に進行する，自発痛や灼熱感などの異常感覚が，ほぼ**100％の患者で発症する**[2]．**「針で刺されるような」，「焼けるような」**と表現されることが多い．感覚障害はしだいに下肢を上行し，続いて上肢遠位に感覚障害が出現する（図1）．有痛性感覚障害が特徴で，**97％でアロディニアを呈する**[2]．アロディニアとは，通常は痛みを感じないような刺激でも耐え難い痛みを感じることを言う．運動障害はごく軽度であり，**多くの症例が歩行可能**．インポテンスや発汗障害などの自律神経症状を伴うことがあるが，起立性低血圧や膀胱直腸障害まできたす例は少ない．アキレス腱反射は，86％で消失を認めているが，**膝蓋腱反射の低下は伴わない**ことが多い．ただし，この深部腱反射の所見の解離の機序は明らかになっていない．

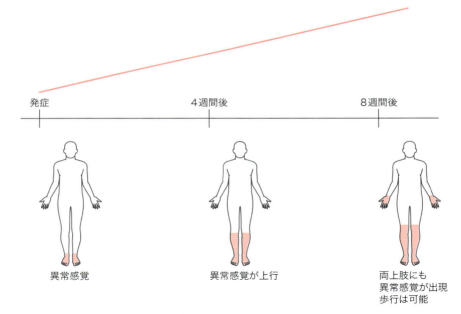

図1 アルコール性ニューロパチーの典型的経過
■で示す部位の自発痛や灼熱感などの異常感覚で発症し，しだいに上行し，発症1カ月以上経過して下肢の異常感覚が膝を越える頃には，両上肢に異常感覚が出現している．

3 アルコール多飲が前提での逸脱例

①1カ月以内に急速に進行している，発症当初から運動麻痺が主で有痛性の感覚障害がない．歩行も困難．

　　ビタミンB_1欠乏によるニューロパチーを考える．表にアルコール性ニューロパチーとビタミンB_1欠乏によるニューロパチーの比較を示す．

②起立性低血圧や膀胱直腸障害が著明な場合

　　糖尿病があれば，むしろ糖尿病性ニューロパチーを考える．頻度は稀だが，アミロイドニューロパチーも鑑別にあがる．

③禁酒したにもかかわらずニューロパチーが進行する

　　他の感覚性ニューロパチーを考えるべきとされる．

表　アルコール性ニューロパチーとビタミンB_1欠乏によるニューロパチーの比較

	アルコール性ニューロパチー	ビタミンB_1欠乏によるニューロパチー
経過	1カ月以上	1カ月以内
有痛性感覚障害	＋	－
両下肢遠位の感覚障害	＋	＋
運動障害	±	＋
歩行	可能	不可能
自律神経症状	＋	－
膝蓋腱反射	保たれる	消失
アキレス腱反射	消失	消失

4 非専門医の立場での診断

　アルコール多飲者は，自己の飲酒量を過少に報告することがある．また，アルコールをよく飲むというだけで，多飲者としてしまう傾向もある．

　非専門医の立場としては，少なくとも日本人の場合，**日本酒換算で3合を毎日3年間以上飲酒しており，前述の有痛性感覚障害があり，アキレス腱反射の消失から低下**を認めた場合は，アルコール性ニューロパチーを疑う．ビタミンB_1欠乏，糖尿病，膠原病，アミロイドーシスなどを血液検査で除外しておく．

　専門医の領域かもしれないが，末梢神経伝導速度検査では，感覚神経活動電位の明らかな低下を認めるが，感覚神経伝導速度の低下は軽度にとどまる軸索障害のパターンを示す．ただし，この所見はアルコール性ニューロパチー特異的な所見ではなく，他の代謝性，栄養障害性ニューロパチーでも認められる所見であることを理解しておく必要がある．

5 治療

　断酒と十分な栄養の改善が基本である．これにビタミンB群とニコチン酸の投与が通常行われる．軽症例でも**改善を得るまでに数カ月以上，場合によっては年単位になること**を説明しておく必要がある．また，痛みやしびれに対しての対症療法にも真摯に臨まなければならない．疼痛の不快感から逃れるために，飲酒を再開してしまう症例に少なからず遭遇する．

　下肢のしびれや疼痛には，プレガバリンが使いやすい．通常，成人には初期用量，1日150 mgを2回に分けて投与を開始し，1週間以上かけて1日用量300 mgまで増量すると添付文書にはある．ただ，めまいの副作用の頻度が高いため，まずは夜に75 mgから開始し，徐々に増量するのが望ましい．

6 コンサルト

①断酒にもかかわらずむしろ進行する

　症状の改善には，少なくとも数カ月以上かかるが，断酒と十分な栄養のある食事を摂取しても，症状がむしろ進行する場合は，アルコール性以外のニューロパチーの可能性があるため，神経内科へのコンサルトが必要．

②疼痛やしびれのコントロールが困難

　疼痛やしびれはしばしば治療抵抗性であるため，コントロールが困難な場合にも，神経内科へのコンサルトが必要．

2 ビタミンB₁欠乏性ニューロパチー

　ビタミンB₁は水溶性ビタミンであり，チアミンとして十二指腸から上部空腸で吸収され，体内に入るとリン酸化され活性型になる．その後は，ピルビン酸脱水素酵素などの補酵素として働く．ビタミンB₁欠乏は，アルコール依存症，神経性食欲不振症，炭水化物を主体とした偏食，妊娠悪阻などによる摂取不良，激しい肉体労働のような消費増加，透析などによる喪失量の増加，肝硬変によるチアミンのリン酸化障害，下痢，胃切除などによる吸収障害などによって起こるとされる[3]．そのなかでも，炭水化物を主体とした偏食，胃切除，アルコール依存症がビタミンB₁欠乏の3大要因である．ただし，アルコール依存症においては，アルコール性ニューロパチーが混在する可能性があり，純粋なビタミンB₁欠乏性ニューロパチーと違って，臨床像は多様となる．

　ビタミンB₁欠乏により，ピルビン酸脱水素酵素の低下をきたし，糖代謝が障害され，ATPの産生低下が起こる．ATPは末梢神経の軸索輸送にかかわっており，ビタミンB₁欠乏性ニューロパチーでは，長さ依存的な軸索障害型のニューロパチーが生じるとされる[4]．

想起

　炭水化物を主体とした偏食，胃切除，アルコール依存症があり，急性に進行する両下肢遠位のしびれと筋力低下．

2 典型例

大量飲酒歴を有さず，ビタミン B_1 が欠乏する背景がある．1ヵ月以内に急速に進行する両下肢遠位で運動優位のニューロパチー．歩行が困難．

長さ依存的な運動感覚ニューロパチーであるため，初発症状は，両下肢遠位優位の筋力低下が50％，下肢のしびれなどの感覚障害が50％である（図2）[2]．約半数の症例が1ヵ月以内に急速に進行する[2]．**完成型の84％以上が運動優位**であり，**歩行困難症例が84％に昇る**．感覚障害の質は，60％が表在覚，深部覚両方を障害する全感覚障害型をとる[2]．

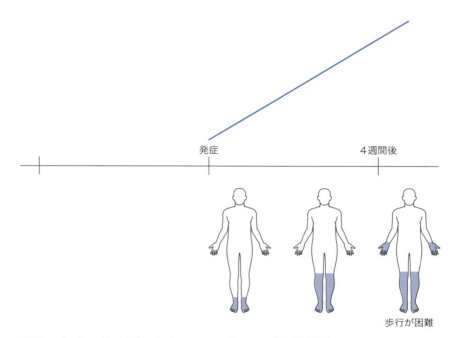

図2　ビタミン B_1 欠乏によるニューロパチーの典型的経過
1ヵ月以内に急速に進行する，■で示すような遠位優位の運動障害が主体で，進行すると歩行が困難となる．

3 非典型例

　アルコール依存症のある場合は，純粋なビタミンB_1欠乏性ニューロパチーだけでなく，すでに述べた**アルコールそのものによる神経障害としてのニューロパチーが合併している可能性がある**．その場合経過も，1カ月以内のものから，数カ月，1年以上の経過で進行する場合もある．完成型も40％が感覚優位のニューロパチーとなり，有痛性感覚障害の合併も増える．感覚優位が多くなるため，独歩可能例も半数ほどある[4]．前述の表に示した両方の要素を含むニューロパチーとなる．

4 非専門医の立場での診断

　ビタミンB_1欠乏が起こりうる素地があり，典型例で述べた所見を認めた場合はビタミンB_1を測定し，基準値以下を確認する．また，一般的な感覚性ニューロパチーをきたす疾患として，**糖尿病，膠原病スクリーニング，有機溶媒・重金属の曝露歴，抗がん剤治療などの除外**も同時に行うべきであろう．アルコール依存症では，先に述べたアルコール性ニューロパチーの合併に留意する必要がある．

　専門医の領域かもしれないが，末梢神経伝導速度検査では，感覚神経活動電位の明らかな低下を認めるが，感覚神経伝導速度の低下が軽度にとどまる軸索障害パターンを示す．重症例では，運動神経の複合筋活動電位も低下する．

5 治療

　ビタミンB_1として100〜500 mg/日を静注で7日間投与し，その後経口に切り替える．回復は6〜12カ月かけてゆっくりとしたスピードで認められ，運動障害が感覚障害に比して回復が早い．

6 コンサルト

　典型例臨床像とビタミンB_1が基準値以下を示せば，神経伝導速度検査なしに診断は実質的に可能かもしれないが，やはり確定診断のための神経伝導速度検査は必要であろう．神経伝導速度検査の解釈も含めて神経内科へのコンサルトはすべきであろう．ビタミンB_1は低下しているものの，上記典型的病像を呈していない場合は，逸脱例で述べたアルコール性ニューロパチーなどが合併している可能性も考慮され，こちらも早期に神経内科にコンサルトすべきである．

■ 文献

1) 樋口 進,他:成人の飲酒実態と関連問題の予防に関する研究. 厚生労働省厚生労働科学研究費補助金がん予防等健康科学総合研究事業:平成15年度総括研究報告書,厚生労働省,2004
2) Koike H, et al:Alcoholic neuropathy is clinicopathologically distinct from thiamine-deficiency neuropathy. Ann Neurol, 54:19-29, 2003
3) 中村優子,他:胃切除と脚気ニューロパチー. 神経内科,76:213-218,2012
4) 小池春樹,他:脚気ニューロパチーの神経病理. 神経内科,76:219-225,2012

コラム

深部腱反射のコツ

Ⓐのように手首を固定し，そのまま叩く（Ⓑ）と腱反射は出にくい．Ⓒのように軽く手首を柔らかくして握り，力を抜いてスナップをきかせて手首をかえし，すばやく叩くとよい（Ⓓ）．

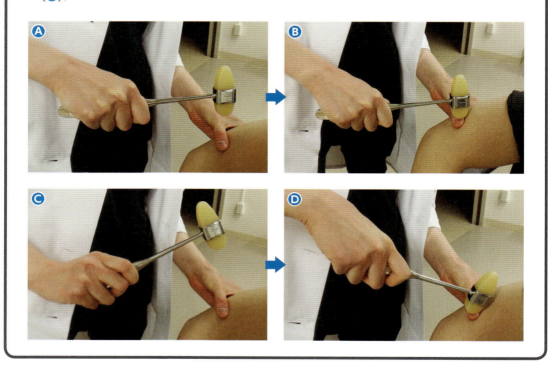

4 アミロイドニューロパチー

　アミロイドニューロパチーを引き起こす主な疾患は，**ALアミロイドーシス**と**家族性アミロイドポリニューロパチー**（familial amyloid polyneuropathy：FAP）である．
　ALアミロイドーシスは，単クローン性の形質細胞から産生された免疫グロブリンの軽鎖（light chain）由来のアミロイドが末梢神経をはじめ，心臓，腎臓，肝臓，消化管など多臓器に沈着する疾患で，**多発性骨髄腫に合併するもの**と**原発性**に分類される．平均発症年齢65歳，多発性骨髄腫に伴うものは30〜40歳代でもみられる．男性に多く，全身症状で初発することが多いが，ニューロパチーの頻度は，多発ニューロパチーが17％，自律神経症状としての起立性低血圧19％，手根管症候群28％と報告されている[1]．1年程度ニューロパチーが先行し，最終的にアミロイドーシスの診断がつくこともしばしばある[1]．
　FAPは，常染色体優性の遺伝性疾患であり，点変異や欠失による異型transthyretin（TTR）由来のアミロイドが，神経節を含む末梢神経や自律神経に沈着する疾患である．**集積地出身者**で30〜40歳代に発症する群と，**集積地に関係ない孤発家系出身者**で40〜80歳代，平均65歳の高齢発症群に大別されるが，集積地出身と孤発家系出身では臨床型が異なるとされる．一般医が遭遇するFAPは，集積地出身ではない孤発家系出身者のFAPがほとんどである．孤発家系出身者のFAPでは，発端者のみが発症していることが多く，遺伝性疾患にもかかわらず**明確な家族歴がない**．そのため，感覚障害が主となるニューロパチーに紛れている可能性がある．集積地出身のFAPは成書を参考にしていただきたい．

1 想起

　アルコール性，ビタミンB_1欠乏性，膠原病，中毒などの原因がなく，両足底からのビリビリ感，灼熱感，疼痛で発症し，経過とともに上肢に同様の症状が出現する．

2 典型例

1）原発性全身性ALアミロイドーシス（AL）（図1）

慢性経過で，**両足底からのビリビリ感，灼熱感，疼痛で発症**し，**経過とともに上肢に同様の症状が出現**する．進行期になると起立性低血圧，膀胱直腸障害という自律神経症状が加わってくる．最終的には遠位優位の筋力低下・筋萎縮が出現する．

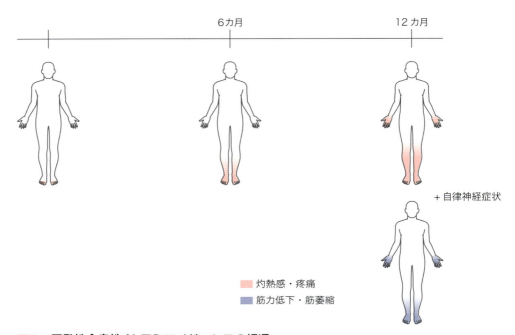

図1　原発性全身性ALアミロイドーシスの経過
慢性経過で，両足底からの灼熱感，疼痛で発症し，経過とともに上肢に同様の症状が出現する．最終的には遠位優位の筋力低下・筋萎縮が出現する．

2）孤発家系出身者の家族性アミロイドポリニューロパチー（FAP）（図2）

　感覚障害の進展様式はALと同様であるが，FAPでは温痛覚が障害され，触覚・深部覚の障害が軽度にとどまる**解離性感覚障害を呈する**場合がALより目立つ．筋力低下・筋萎縮は発症2～3年後に出現する．また，集積地出身者のFAPほどの自律神経症状は呈さない．

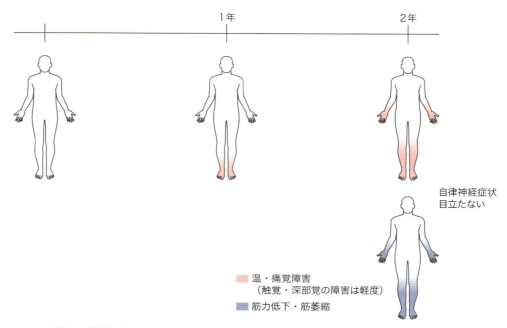

図2　孤発家系出身者の家族性アミロイドポリニューロパチーの経過
感覚障害の進展様式はALと同様であるが，FAPでは温痛覚が障害され，触覚・深部覚の障害が軽度にとどまる解離性感覚障害を呈する．筋力低下・筋萎縮は発症2～3年後に出現する．

3 非典型例

1）原発性全身性ALアミロイドーシス

①両側手根管症候群のみ

片側ではなく，両側性の手根管症候群がすべての内臓症状や多発ニューロパチー，自律神経症状に**5％ほどは先行する**とされる[2]．アミロイドーシスも長さ依存的に下肢から進行するはずであるが，手根管症候群が先行する理由として，手首は日常生活で過剰使用される脆弱な部位であることがあげられる．また，原因不明の手根管症候群を診たときにアミロイドーシスを鑑別にあげるべきとする意見もある．

②自律神経症状のみ

多発ニューロパチーや手根管症候群を認めず，自律神経症状単独で発症する症例も稀ながら報告されている[3]．

2）家族性アミロイドポリニューロパチー（FAP）

①両側手根管症候群のみ

手根管症候群が中心のFAP孤発家系発症が報告されている．**両側手根管症候群のみを呈する場合もある**[4]．ただ，**心アミロイドーシスを高率に合併する**ことから，原因不明の両側手根管症候群と心不全をきたした症例では，たとえ家族歴がなくともFAPを鑑別診断の1つにあげておくことが望ましい．

4 非専門医の立場での診断

1）ALアミロイドーシス

非専門医としては，臨床症状から疑った場合，血液検査を提出してみることが診断のきっかけになる．ALアミロイドーシスで90％に血清M蛋白が検出されるため，**血清M蛋白を提出**してみるのがよい．また，血清および尿中にM蛋白が検出できなかったALアミロイドーシスで，血清中の免疫グロブリン遊離L鎖 κ/λ 比が86％で異常を認めており，その診断への有用性が知られている[5]．

診断には，神経伝導速度検査が必須である．感覚神経活動電位の明らかな低下もしくは導出困難を認めるが，感覚神経伝導速度は正常下限程度の遅延にとどまる．手根管症候群では終末潜時の延長と遠位部感覚神経伝導速度の低下を認めるが，疾患特異性はない．

確定診断には，組織学的アミロイドの沈着の証明が必要である．生検部位としては，腹壁脂肪，皮膚，胃・十二指腸・直腸，腓腹神経，手根管症候群の開放術時の周囲組織などが対象となる．

2）家族性アミロイドポリニューロパチー（FAP）

ALと同じで，生検組織においてのアミロイド沈着を証明し，抗TTR抗体を用いた免疫染色などによってアミロイド前駆蛋白がTTRであることを確認する．次に，TTR遺伝子の遺伝子診断によって確定される．

FAPでは，特異的血液検査異常がないため，非専門医として診断は困難と思われる．臨床症状から疑いが残る場合は，神経内科へのコンサルトが必須となる．

5 コンサルト

アルコール性，ビタミンB_1欠乏性，膠原病関連，中毒性などの他の感覚性ニューロパチーの可能性が低い場合は，アミロイドーシスを否定する必要があるため神経内科へのコンサルトが望ましい．

文献

1) Kyle RA, et al : Primary systemic amyloidosis: multivariate analysis for prognostic factors in 168 cases. Blood, 68：220-224, 1986
2) 池田修一：アミロイドニューロパチー：家族性ATTR型と原発性AL型の病態と治療法の相違点を中心に．神経内科，70：342-347, 2009
3) Sugiyama A, et al : Isolated autonomic failure without evident somatic polyneuropathy in AL amyloidosis. Amyloid, 21：218-220, 2014
4) Ikeda S, et al : Familial transthyretin-type amyloid polyneuropathy in Japan: clinical and genetic heterogeneity. Neurology, 58：1001-1007, 2002
5) 藤田清貴，他：新規に保険収載された検査法免疫グロブリン遊離L鎖κ/λ比．モダンメディア，58：278-283, 2012

コラム

亜急性脊髄連合変性症

ビタミンB_{12}，葉酸の欠乏によって生じる，主に脊髄後索，側索が障害される変性疾患である．

手袋靴下型で下肢優位に「針に刺されるような」，「ビリビリする」などの異常感覚で発症する．進行すると後索障害による深部感覚障害が加わり，しだいに痙性が出現し，歩行が困難となる．Babinski徴候が陽性となり，深部腱反射も通常は亢進するが，末梢神経障害を合併すると減弱～消失することもある．大球性貧血を大部分の症例で合併するが，大球性貧血がなくても本症は否定できない．

ビタミンB_{12}が100 pg/mL以下ならビタミンB_{12}は欠乏していると判断できる．400 pg/mL以上なら欠乏は否定される．100～400 pg/mLの場合は，血液中のホモシステインを測定し，高値であればビタミンB_{12}欠乏が示唆される．葉酸の場合は，正常値が2.4～9.8 ng/mLであり，2.4 ng/mL以下なら欠乏と判断する．神経伝導速度検査では，末梢神経障害が合併していれば，感覚神経伝導速度の低下と複合感覚神経活動電位の低下を認める．脊髄MRIでは，後索T2強調画像で高信号域を認めるが，所見がないからといってこの疾患を否定はできない．

Paraproteinemia を伴うニューロパチー

　Paraproteinemia は免疫グロブリンの異常増多であり，免疫グロブリンは骨髄中の形質細胞のクローンよりつくられる．その原因として MGUS（monoclonal gammopathy of undetermined significance），多発性骨髄腫，悪性リンパ腫，Crow-Fukase 症候群，原発性アミロイドーシスなどが知られ，ニューロパチーを合併する．基礎疾患の違いでニューロパチーの特性は異なるが，稀な疾患が多く，抗 MAG 抗体関連ニューロパチーと Crow-Fukase 症候群の 2 つについてこのコラムで簡単に解説する．

　AL アミロイドーシスは本稿で解説したが，Paraproteinemia を伴うニューロパチーとして，比較のため表に載せた．

● 1．抗 MAG 抗体関連ニューロパチー（図 1）

　IgM-κ 型単クローン血症があり，ミエリン抗原である MAG に対する抗体の陽性例が多く，遠位優位で対称性の両下肢の感覚障害が主な脱髄型ニューロパチーで，運動麻痺は進行期に出現する．深部感覚障害が目立ち，失調性歩行や振戦がみられることもある．自律神経症状は稀である．自律神経症状を除けば，亜急性感覚性ニューロ"ノ"パチーに類似した臨床像であるが，年単位で推移し，経過が非常に緩徐である点が相違点でもある[1]．

● 2．Crow-Fukase 症候群（図 2）

　IgG もしくは IgA-λ 型単クローン血症があり，血液中 VEGF が高値を示し，浮腫，胸水，腹水　内分泌障害，色素沈着，剛毛，血管腫，乳頭浮腫などの全身症状を伴ったニューロパチーである．慢性の経過のため CIDP と初期診断されることが 60％もあるとする報告がある[2]．CIDP と比較して，両下肢遠位優位の「ジンジン」とした疼痛が特徴的で，上肢と下肢の近位

表　Paraproteinemia を伴うニューロパチーの鑑別点

症状＼病名	抗 MAG 抗体関連ニューロパチー	Crow-Fukase 症候群	AL アミロイドーシス
単クローン血症の種類	IgM-κ	IgG or IgA-λ	IgG が多いが，種々
好発年齢，性差	60 歳以上，男	中央値 48 歳，男	平均 65 歳，男
経過	数カ月から年単位	数カ月から 1 年	数カ月から 1 年
感覚障害の分布	遠位優位で両下肢対称性	遠位優位で両下肢の疼痛対称	遠位優位で両下肢対称性
運動障害	進行期に出現	当初から遠位優位の下肢筋力低下	進行期に出現
自律神経症状	稀	通常はない	目立つ
失調症状	時にあり	なし	なし
末梢神経以外の随伴症状	なし	浮腫，胸水，腹水，内分泌障害，色素沈着，剛毛，血管腫，乳頭浮腫	巨舌，唾液腺・甲状腺腫大，肝腫大
末梢神経の障害部位	遠位優位	神経幹中間部	
神経伝導速度検査	脱髄	脱髄と軸索変性	軸索変性
検査	抗 MAG 抗体陽性	VEGF 高値	

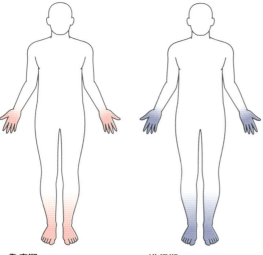

図1　抗MAG抗体関連ニューロパチー

遠位優位で対称性の両下肢の感覚障害が主体．運動麻痺は進行期に出現する．深部感覚障害が目立ち，失調性歩行や振戦がみられることもある．自律神経症状は稀である．

発症期
- 遠位優位の感覚障害
  失調性歩行＋振戦

進行期
- 筋力低下が出現

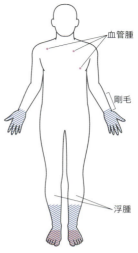

図2　Crow-Fukase症候群

浮腫，剛毛，血管腫などの全身症状と両下肢遠位優位の「ジンジン」とした疼痛が特徴．上肢と下肢の近位は保たれ，遠位の筋力低下と筋萎縮が目立つ．

- 筋力低下・筋萎縮
- 疼痛

は保たれ，遠位の筋力低下と筋萎縮が目立つ点で鑑別できる．これはCIDPが神経終末や神経根部の障害が主であるのに対して，Crow-Fukase症候群の解剖学的障害部位は，神経幹の中間付近とされる．そのため，中間より下流に軸索変性が起こり，下肢遠位優位に症状が出現すると考えられている[2]．自律神経症状や失調は通常はない．神経伝導速度検査では，脱髄と軸索変性の混合性障害を下肢優位に認める．

文献

1) 三井良之，他：傍腫瘍性神経筋疾患update ニューロパチー．BRAIN and NERVE，62：387-393，2010
2) Nasu S, et al：Different neurological and physiological profiles in POEMS syndrome and chronic inflammatory demyelinating polyneuropathy. J Neurol Neurosurg Psychiatry, 83：476-479, 2012

第3章　末梢神経疾患でのしびれ

傍腫瘍性神経症候群としてのニューロパチー

　傍腫瘍性神経症候群とは，悪性腫瘍からの遠隔効果による神経障害の総称で，抗体による免疫学的機序が示唆されている．特に神経細胞に対する抗体は，抗神経抗体とよばれ，抗Hu抗体，抗CV2抗体，抗Yo抗体，抗Ri抗体などが知られている．60％の患者で腫瘍の診断に先立ち神経症状が発症し，全癌患者の0.5～1％，肺小細胞癌患者では2～3％にみられる．「しびれ」をきたす病型は，主に亜急性感覚性ニューロ"ノ"パチーと慢性感覚運動性ニューロパチーが知られている．

1　想起

1）亜急性感覚性ニューロ"ノ"パチー

　亜急性に進行するwide-basedな歩行と，一肢上肢から始まり非対称性に数週間かけて広がる疼痛が目立つ異常感覚．

2）慢性感覚運動性ニューロパチー

　担癌患者の進行期に遠位優位の対称性の異常感覚．

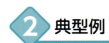

2　典型例

1）亜急性感覚性ニューロ"ノ"パチー

　ニューロパチーではなく，ニューロ"ノ"パチーと表現されるのは，**病変の主座が後根神経節**であるためである．ゆえに，感覚性ニューロパチーにおいては両下肢遠位に対称性に進行し失調を伴わないのに対し，感覚性ニューロ"ノ"パチーでは以下のような違いを有している[1]．
- 上肢もしくは下肢の失調
- 下肢以外の肢にも感覚障害があり，非対称性に進行する

　したがって，初期症状としては，深部感覚障害による失調のため歩幅の広いwide-basedな歩行を呈し，転倒しやすく，閉眼でふらつきの増強を認める．経過は，1～8週で進行する亜

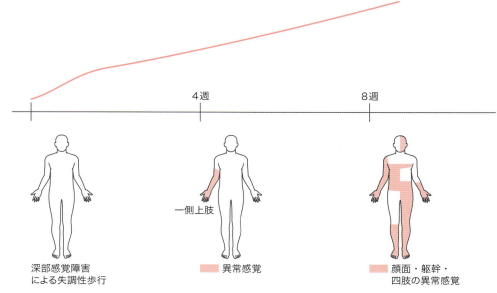

図1 亜急性感覚性ニューロ"ノ"パチーの経過
深部感覚障害による失調性歩行で始まり，灼熱感などの異常感覚や疼痛が，一側上肢から始まり，非対称性に下肢だけでなく顔面，躯幹まで1〜8週で広がる．

急性の形をとる（図1）．医療機関を受診する頃には，ビリビリ感，灼熱感などの異常感覚，特に**疼痛が目立つ表在感覚異常を伴ってきている**[2]．異常感覚については，**一側上肢から多くは始まり，非対称性に下肢だけでなく，顔面，躯幹まで数週間かけて広がる**（図2）[1]．時に，起立性低血圧などの自律神経症状や小脳，精神症状など，末梢神経以外の神経症状を伴う[2]．他の疾患による感覚性ニューロ"ノ"パチーも報告されているが，傍腫瘍性神経症候群は，**上肢から始まる非対称性の進行，四肢の疼痛，小脳や精神症状など末梢神経以外の神経症状**の存在がある点で鑑別しえる[2]．

診察では，深部感覚障害を反映して，**Romberg徴候が陽性**となる．四肢でも深部感覚障害によって不随意に手指が動いてしまう**偽性アテトーゼ**がしばしば認められる[3]．検査では，抗Hu抗体が陽性で，80％に小細胞癌が見つかる．

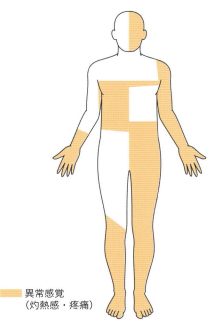

図2 亜急性感覚性ニューロ"ノ"パチーの感覚障害の分布
一見奇妙な感覚障害の分布を示す．上下肢以外にも顔面，躯幹に感覚障害があり，非対称性に出現する．

2）慢性感覚運動性ニューロパチー（図3）

固形癌，特に小細胞癌の進行期にみられ，15％以上の体重減少を伴っている．遠位優位の対称性の多発ニューロパチーの形を示す．抗Hu抗体や抗CV2抗体の陽性例が多い．

3 非典型例

①異常感覚と疼痛が非対称性に広がるが，失調がない

亜急性感覚性ニューロノパチーではあるが，**失調のない"painful form"** と称する症例もある[4]．

②急性に進行する遠位優位の対称性の異常感覚と筋力低下

ホジキンリンパ腫との関連性が示唆される報告例がある[5]．

③多発性単ニューロパチー型の進展様式（図4）

小細胞癌，前立腺癌，悪性リンパ腫での報告がある[6]．

ギラン・バレー症候群（GBS），慢性炎症性脱髄性多発神経炎（CIDP），血管炎性ニューロパチーの形などさまざまなタイプを呈しうるため（3章－2，6参照），原因不明のニューロパチーの診療では，傍腫瘍性神経症候群を鑑別に最終的にはあげざるをえない．

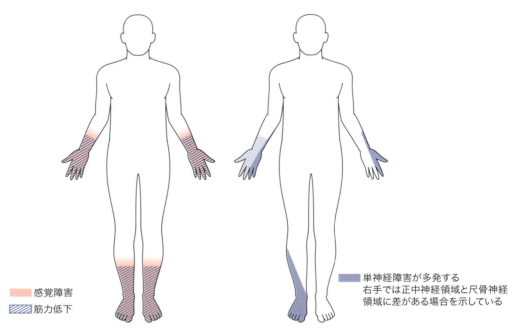

■ 感覚障害
▨ 筋力低下

■ 単神経障害が多発する
右手では正中神経領域と尺骨神経領域に差がある場合を示している

図3　慢性感覚運動性ニューロパチー
四肢遠位優位に対称性に感覚運動障害を認める．

図4　多発単ニューロパチー型
手指すべてに症状があるようでも，多発性単ニューロパチーの場合は，図の右手に示すように正中神経と尺骨神経領域に障害の差がある．

4 非専門医の立場での診断

1）亜急性感覚性ニューロ"ノ"パチーの場合

典型的病歴，神経伝導速度検査，腫瘍検索，抗Hu抗体の測定で診断．

非専門医の立場としては，**異常感覚が上肢から始まる非対称性の進行で，四肢の疼痛が目立ち，小脳や精神症状など末梢神経以外の神経症状がある場合**，傍腫瘍性神経症候群によるニューロパチーを鑑別にあげることが望ましい．

典型的臨床像が捉えられたなら，**特に肺小細胞癌から腫瘍検索をすべきである．腫瘍が捕まらない場合は，抗Hu抗体を測定すべき**であろう．商業ベースの検査機関でも測定は可能である．

神経伝導速度検査の解釈は，専門医の領域ではあるが，亜急性感覚性ニューロ"ノ"パチーの典型的な所見は，感覚神経活動電位は低下もしくは導出不能だが，感覚神経伝導速度の低下が軽度にとどまる軸索障害のパターンを示す．後根神経節の障害であるため，運動神経にはほとんど異常がないことが特徴である．

2）慢性感覚運動性ニューロパチーの場合

診断には他の原因の除外診断が必要かと思われるが，私見ではあるが，悪性腫瘍の進行期で発見されるため，診断も重要であるが，しびれなどの苦痛をとる治療を優性すべきと考える．

3）非典型例の場合

他の原因疾患が捕まらない場合は，腫瘍検索を行い，抗Hu抗体や抗CV2抗体の測定を試みる．

5 治療・コンサルト

抗Hu抗体まで測定してからでもよいが，傍腫瘍性神経症候群による感覚性ニューロ"ノ"パチーは，亜急性に刻々と進行するため，早期の診断が望ましい．そのため病歴と身体所見のみで，その後の検査を含めて神経内科にコンサルトしてよいだろう．悪性腫瘍の検索は，まずは胸部CTにて小細胞癌の検索を開始する，もしくは呼吸器内科に検索を依頼してもよいだろう．

治療は，第一に悪性腫瘍の加療が急がれる．末梢神経障害に対する治療としては，ステロイド，免疫グロブリン大量静注療法などが検討される．

文献

1) Camdessanché JP, et al：The pattern and diagnostic criteria of sensory neuronopathy: a case-control study. Brain, 132：1723-1733, 2009
2) Chalk CH, et al：The distinctive clinical features of paraneoplastic sensory neuronopathy. Can J Neurol Sci, 19：346-351, 1992
3) 三井良之, 他：傍腫瘍性神経筋疾患update ニューロパチー．BRAIN and NERVE, 62：387-393, 2010
4) Oki Y, et al：Ataxic vs painful form of paraneoplastic neuropathy. Neurology, 69：564-572, 2007
5) Vigliani MC, et al：Risk of cancer in patients with Guillain-Barré syndrome (GBS). A population-based study. J Neurol, 251：321-326, 2004
6) Vincent D, et al：Nerve and muscle microvasculitis in peripheral neuropathy: a remote effect of cancer? J Neurol Neurosurg Psychiatry, 49：1007-1010, 1986

6 その他の原因による ニューロパチー

1 薬剤性ニューロパチー

1 想起

新規薬剤投与数週間から数カ月後に発症する遠位優位の対称性の感覚障害．

2 典型例

薬剤投与開始後数週間から数カ月の，両下肢遠位から対称性に異常感覚で発症する，感覚優位のニューロパチーを呈する（図1）．薬剤投与を続ければ，遠位から近位に感覚障害は進展する．発症早期に薬剤の投与を中止すれば，症状が軽快するのが原則である．神経伝導速度検査では，軸索障害を示す．

イソニアジド，エタンブトール，メトロニダゾール，HIV感染症治療薬が汎用薬ではよく知られている．認知度が低いニューロパチーを起こす汎用薬には，フェニトイン，スタチン系薬剤がある[1, 2]．

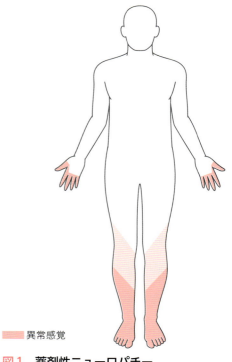

■ 異常感覚

図1 薬剤性ニューロパチー

3 非典型例

1）脱髄性ニューロパチー

薬剤投与後の慢性の経過ではあるが、**運動優位のニューロパチー**をきたすため、慢性炎症性脱髄性多発神経炎（CIDP）との鑑別を要する．アミオダロン，インターフェロン-α，タクロリムス，クロロキンが代表的薬剤である[1,2]．

2）ニューロ"ノ"パチー

神経節の障害のため、長さ依存的な遠位優位の感覚障害ではなく、**顔面や躯幹などにも感覚障害が出現**する．神経節は血液神経関門がなく、容易に薬剤の障害を受けやすい．また、神経節細胞の障害は軸索や髄鞘の再生能が乏しく、不可逆的感覚障害を残しやすい．シスプラチン，オキサリプチリン，ボルテゾミブが代表的薬剤である[1,2]．

3）急性ニューロパチー

短期間に大量の投与があった場合、急性もしくは亜急性に進行する薬剤性ニューロパチーもある．オキサリプチリン，アミオダロンが代表的薬剤である．

オキサリプチリンは、慢性経過で後根神経節を障害することが知られているが、急性にもニューロパチーを引き起こす．初回投与後数時間から数日後に四肢遠位優位の自覚的異常感覚をきたす．数％の発症ではあるが、嚥下障害を伴う咽頭後頭絞扼感が知られている．数時間から数日以内に自然軽快する．

アミオダロンは、通常、慢性投与でのニューロパチーを発症するが、投与後短時間での急性ニューロパチーもきたす．遠位優位対称性で感覚運動性のニューロパチーが多いが、運動優位の急性ニューロパチーの経過を示すことがあるため、ギラン・バレー症候群（GBS）との鑑別を要する[1,2]．

4）自律神経ニューロパチー

ビンクリスチンが代表的薬剤である．四肢遠位優位の異常感覚が先行し、運動後の下肢のクランプなどが加わり、四肢遠位の筋力低下が出現する．続いて麻痺性イレウスと膀胱直腸障害が加わる．高用量では1週間程度の経過で急性発症する場合もある．

パクリタキセルは、表在覚の障害だけでなく、深部感覚障害による失調症状や自律神経症状を併発する[1,2]．

4 非専門医の立場での診断

原因薬剤の中止で症状に改善があることが前提である．ただし、軸索障害が高度な場合や、神経節の障害があると回復に時間がかかったり、不完全な場合もある．薬剤中止後に数週間進行する例もあり注意が必要である．

5 治療

薬剤の中止が基本であるが，中止が困難な薬剤は代替薬が望ましい．しかし代替薬がない場合もあり，しばしば困難な局面に遭遇する．

6 コンサルト

糖尿病，GBS，CIDP，アルコール，ビタミンB系欠乏，傍腫瘍神経症候群，HIVなどが共存しえる症例では，薬剤性ニューロパチーの診断は困難になるため，神経内科にコンサルトすべきである．

2 シェーグレン症候群に伴うニューロパチー

感覚失調性ニューロ"ノ"パチーは，シェーグレン症候群に伴うニューロパチーのなかで39％と最も多い．後根神経節の**大径神経節細胞がT細胞による障害**で選択的に脱落することによって起こるとされる[3]．また，**失調を伴わない有痛性感覚ニューロパチー**も，20％とシェーグレン症候群で報告されている[3]．こちらは，感覚失調性ニューロ"ノ"パチーと異なり，後根神経節での**小径神経節細胞の障害**が示唆されている[3]．神経症状が先行し，よく知られている口腔・眼球乾燥症状が明らかでない場合もある[3]．また，神経症状を合併したシェーグレン症候群では，SS-A，SS-B抗体の陽性率も低いため，乾燥症状がなく自己抗体が陰性でも，感覚性ニューロパチーを診るときにはシェーグレン症候群を原因疾患として鑑別にあげておく必要がある．

1 想起

一側の外的刺激で誘発される異常感覚が，徐々に非対称性に四肢，躯幹，顔面に進展．失調性歩行となり，上肢では偽性アテトーゼがあり自律神経症状を伴う．

2 典型例

感覚失調性ニューロ"ノ"パチー

一側の手もしくは足で発症し，非対称で多発する外的刺激で誘発される異常感覚と失調性歩行．

感覚失調性ニューロ"ノ"パチーでは，一側の手指もしくは足趾の外的刺激で誘発される異常感覚で発症し，徐々に四肢，躯幹，顔面に進展するが，四肢の痛みを訴える場合もある．初期症状が顔面の異常感覚である場合もある．経過は，**週単位から年単位と症例による**．異常感覚の分布は，**非対称で多発するパターン**で，遠位優位の対称性の分布を示さない（図2）．感覚障害の主は深部感覚であるため，表在覚の低下などはほとんどなく，**Romberg徴候が陽性**となり，失調性歩行となり，上肢では**偽性アテトーゼ**がみられる．**筋力低下などの運動系の障害はほとんどないが**，発汗異常や起立性低血圧などの自律神経症状はしばしば合併する．

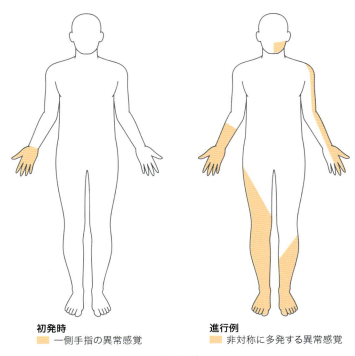

初発時　■一側手指の異常感覚　　進行例　■非対称に多発する異常感覚

図2　感覚失調性ニューロ"ノ"パチー
一側の手指もしくは足趾の外的刺激で誘発される異常感覚で発症し，徐々に四肢，躯幹，顔面に進展する．異常感覚の分布は，非対称で多発するパターンで，遠位優位の対称性の分布を示さない．

3 非典型例

失調を伴わない有痛性感覚ニューロパチー

一側の手もしくは足で発症し，非対称で多発する異常感覚で失調性歩行はなし．

　失調を伴わない有痛性感覚ニューロパチーでは，**一肢の遠位に痛みを感じる異常感覚で発症し，月から年単位に慢性に進行し，躯幹，顔面に及ぶ**．数日の経過で急性に進行する例もある．感覚障害の主は，表在覚であり，**深部感覚は保たれる**．運動系の障害はないが，痛みのため歩行が困難になることがある．自律神経症状はしばしば合併する．

4 非専門医の立場での診断

　非専門医の立場では，**口腔・眼球乾燥症状と典型例，非典型例であげた臨床症状があれば疑う**．乾燥症状がない場合でも，典型例，非典型例であげた臨床症状があれば，シェーグレン症候群に伴うニューロパチーを鑑別にあげる．血液検査として**抗Ro/SS-A抗体，抗Ro/SS-B抗体の提出と，乾燥症状がある場合は眼科，歯口科への依頼**はしておくとその後の迅速な診断につながる．

　確定診断は神経伝導速度検査とシェーグレン症候群診断基準によって行われる．

　感覚失調性ニューロ"ノ"パチーでの神経伝導速度検査では，感覚神経活動電位の低下，50％で誘発不能となるが，運動神経には異常はない．失調を伴わない有痛性感覚ニューロパチーでの神経伝導速度検査では，感覚神経活動電位の誘発不能は17％と感覚失調性ニューロ"ノ"パチーと比べると保たれている症例が多い．

　シェーグレン症候群の診断には，わが国では1999年版に従う（表）[5]．この診断基準は病理組織学的所見，抗体検査が重視されており，乾燥症状のない症例も基準を満たすようになっている．

表 シェーグレン症候群の診断基準（1999）[5]

1. 生検病理組織検査で次のいずれかの陽性所見を認めること

 A）口唇腺組織で4 mm²あたり1 focus（導管周囲に50個以上のリンパ球浸潤）以上
 B）涙腺組織で4 mm²あたり1 focus（導管周囲に50個以上のリンパ球浸潤）以上

2. 口腔検査で次のいずれかの陽性所見を認めること

 A）唾液腺造影でStage I（直径1 mm未満の小点状陰影）以上の異常所見
 B）唾液分泌量低下（ガム試験にて10分間で10 mL以下またはSaxonテストにて2分間で2 g以下）があり，かつ唾液腺シンチグラフィーにて機能低下の所見

3. 眼科検査で次のいずれかの陽性所見を認めること

 A）Schirmer試験で5分間に5 mm以下で，かつローズベンガル試験（van Bijsterveldスコア）で3以上
 B）Schirmer試験で5分間に5 mm以下で，かつ蛍光色素試験で陽性

4. 血清検査で次のいずれかの陽性所見を認めること

 A）抗Ro/SS-A抗体陽性
 B）抗Ro/SS-B抗体陽性

＜診断基準＞
 上の4項目のうち，いずれか2項目以上を満たせばシェーグレン症候群と診断する．

文献4より引用

5 治療・コンサルト

感覚失調性ニューロ"ノ"パチーや失調を伴わない有痛性感覚ニューロパチーの臨床症状を認めた際は，神経伝導速度検査の評価が必須であり，治療も病型によって異なるため，乾燥症状のあるなしにかかわらず，神経内科へのコンサルトが望ましい．

3 血管炎性ニューロパチー

血管炎性ニューロパチーは，小動脈である内臓動脈もしくはその分枝である中型血管，組織実質内の小動脈，細動脈，毛細血管である小型血管に炎症が起こり，末梢神経の虚血性梗塞が起こり生じる．血管炎の病変は同時に起こるわけではなく，時間をおいて，さまざまな神経の栄養血管に生じるため，単一の末梢神経障害である単ニューロパチーが複数の末梢神経にみられることになり，多発性単ニューロパチーの形になる．

1 想起

急性に一側の指趾のしびれや疼痛と，筋力低下が時間的に空間的に四肢に進展．

2 典型例

多発性単ニューロパチー

単ニューロパチーが，進行とともに時間的に，空間的に多発．

急性に一側の指趾のしびれや疼痛で発症し，感覚障害だけでなく**その神経が支配する筋力低下をきたす**，単ニューロパチーが，進行とともに**時間的に，空間的に多発**していく（図3）．虚血による障害は神経束にランダムに起こるが，長い神経束ほど障害が目立つため，遠位優位に症状が出現する．感覚障害は，表在覚，深部感覚など全感覚が障害される．

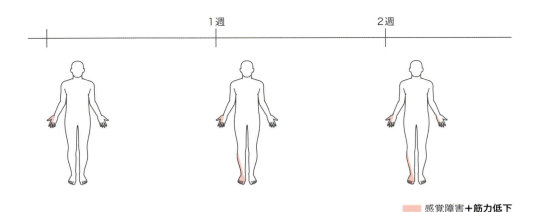

感覚障害＋筋力低下

図3 血管炎性ニューロパチーの経過
急性に一側の指趾のしびれや疼痛で発症し，その神経が支配する筋力低下をきたす単ニューロパチーが，進行とともに時間的に，空間的に多発していく．

3 非典型例

一見多発性ニューロパチー

遠位優位の感覚・運動ニューロパチー様の多発性単ニューロパチー（図4）

単ニューロパチーが時間的，空間的に多発していくと，一見四肢遠位優位の感覚・運動ニューロパチーのようにみえることがある．ただし，病歴を確認すると，四肢遠位優位に感覚障害が対称的に発症するのではなく，右下肢，続いて左上肢，右上肢などといった**時間のずれ**が聴取できるはずである．また，神経診察においても，上肢の感覚障害があったとしても，正中神経と尺骨神経の支配域に感覚と運動障害の差があるはずであり，決して**均等な障害でない**ことがわかる．

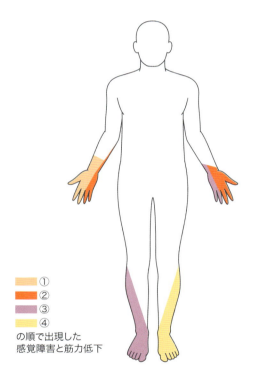

① ② ③ ④ の順で出現した感覚障害と筋力低下

図4　遠位優位の感覚・運動ニューロパチー様の多発性単ニューロパチー

障害されている部位は，一見多発性ニューロパチー様ではあるが，症状の出現は時間的，空間的に多発しており，単神経支配域ごとの障害に差がある．

4 非専門医の立場での診断・治療・コンサルト

　非専門医の立場では，多発性単ニューロパチーや，一見多発性ニューロパチーでも**しびれの出現時期に時間のずれがある症例**をみた場合は疑う．

　確定診断には，神経伝導速度検査と組織学的検索が必要になるため，神経内科へのコンサルトが必須となる．血管炎ニューロパチーにおける神経伝導速度検査では，運動，感覚両神経が障害を受け，軸索障害を呈し，複合活動電位，感覚神経活動電位の両方が低下する．神経伝導速度検査の結果は軸索障害を示唆するのみで，血管炎特異的な所見ではない．組織学的根拠が必要になるわけだが，神経生検で血管炎が証明できる確率は50〜60％程度とされるため，陽性率を上げるため**筋肉を同時に生検する**ことが推奨されている[6]．治療については，膠原病内科で行うことも多いが，末梢神経障害が主症状であれば，窓口はまずは神経内科とするのが望ましい．

文献

1) 中瀬浩史：薬剤性末梢神経障害．医学のあゆみ，251：781-787，2014
2) 古賀道明，他：薬剤性ニューロパチー．神経内科，72：361-365，2010
3) Mori K, et al：The wide spectrum of clinical manifestations in Sjögren's syndrome-associated neuropathy. Brain, 128：2518-2534, 2005
4) 小池春樹，他：シェーグレン症候群と末梢神経障害．BRAIN and NERVE, 65：1333-1342, 2013
5) Fujibayashi T, et al：Revised Japanese criteria for Sjögren's syndrome (1999)：availability and validity. Mod Rheumatol, 14：425-434, 2004
6) Vrancken AF, et al：The additional yield of combined nerve/muscle biopsy in vasculitic neuropathy. Eur J Neurol, 18：49-58, 2011

第3章 末梢神経疾患でのしびれ

7 手根管症候群

手根管は，手根骨と靱帯に囲まれており，そのなかを**9本の腱と正中神経が走行**している（図1）．手根管は狭い空間であり，その空間をより狭くする病態すべてが手根管症候群を引き起こす．多くは特発性で，先天性に手根管の狭小があり，手関節の屈曲や母指と他の指で何かをつまむような動作で手根管内の圧が上がり，正中神経が靱帯に圧迫され発症すると考えられる．発症因子としては，**屈筋腱の腱鞘炎，滑膜炎，アミロイド沈着，腫瘍，ガングリオン**などによる内腔の狭小化をきたすもの，**糖尿病性ニューロパチー**などによる神経側の脆弱性，**妊娠，甲状腺機能低下症**などによる浮腫性要因などが知られている．女性が男性と比べて3〜10倍罹患しやすいとされ，上肢のしびれを主訴として受診する患者の40％が手根管症候群であったとする報告もある[1]．ある研究では，高頻度にくり返す手

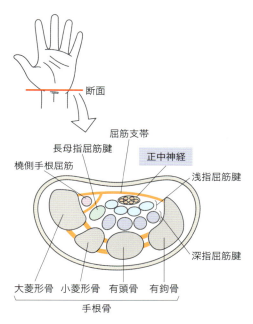

図1 手根管の断面図

関節運動，振動工具の長時間使用がリスクとされる[2]．また，危険因子を検討した報告では，透析歴〔odds ratio（以下OR）＝34.48〕，性ホルモン拮抗薬の服用（OR＝12.5），甲状腺疾患（OR＝4.29），女性（OR＝3.61），肥満（OR＝2.14），高血圧症（OR＝1.78）などが危険因子であった[3]．

1 想起

手根管症候群と類似のしびれを呈する疾患には，頸部神経根症，頸部脊髄症だけでなく，視床梗塞，多発性硬化症，脊髄癆，大後頭症候群，多発性ニューロパチー，脊髄空洞症などがある．しかし，現在臨床症候と電気診断の両者を考慮し，個々の患者の診断に用いることを目的としたような診断基準は，手根管症候群において存在しない．

実臨床では，前述の危険因子をもった患者が，どういう症状を示したときに手根管症候群を想起するかである．その際，Wittらによる手根管症候群の臨床症候による診断基準が参考になる[4]．表1に示すように，definiteもしくは，possibleが示唆されたときに，手根管症候群を想起し，典型的徴候があるかどうか神経診察で診断に迫っていくのが現実的である．
　minor criteriaの巧緻運動障害は，**短母指外転筋の筋力低下**による物を**つまむ力の低下**を示唆する．また，手指のしびれといっても図2のような第1〜3指にしびれのない自覚的しびれの場合は手根管症候群の可能性は低くなる[5]．

表1　Wittらによる手根管症候群（CTS）の診断基準

major criteria
① 手の異常感覚（必須）
② 車の運転，本を持つ，電話を持つ，手を挙げる仕事をするなどで増悪
③ 手の異常感覚ないし痛みで，目が醒める
④ 手を振るか，寄り掛からせるかで改善

minor criteria
① 脱力感
② 巧緻運動障害もしくは物を落す
③ TinelもしくはPhalen徴候

definite CTS：major①＋他のmajor少なくとも2つ
possible CTS：major①＋他のmajorないしminorのどれか1つ

文献4より

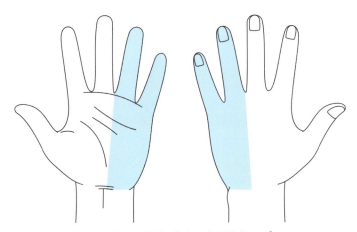

図2　手根管症候群の可能性が低い感覚障害のパターン

2 典型例

　正中神経は，母指から環指橈側の手掌面を支配しているため（図3），環指の尺側に他覚的感覚障害が及ばず，**ring-finger splitting** と言われている（図3○）．この環指の尺側に感覚障害がない点が典型的である．また，正中神経障害では手背側のPIP関節より近位には感覚障害は生じないため，手根管症候群では**手背にしびれが及ぶことはない**（図4）．さらに，手掌内の感覚支配は正中神経掌側皮枝とされているが，この分枝は手根管より近位で分岐するため，手根管症候群では**手掌内の感覚障害はない**（図5）．また筋力検査では，正中神経支配筋である**短母指外転筋**（図6➡）**のみの筋力低下**，もしくは**萎縮**（図7）を認めた場合は，正中神経障害があると考えてよい．短母指外転筋の診かたは，手指のすべてを伸展した状態にし，手首を中間位に保ち母指を垂直に立ててもらう．その状態で母指を自分の顔の方向に力を入れてもらい，検者はその力に抵抗するように力を入れる（図8）．

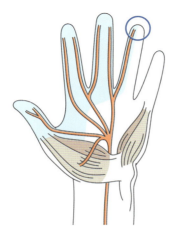

図3　手掌側の感覚障害
正中神経が支配する　部分に感覚障害が生じる．環指では尺側に感覚障害が及ばないring-finger splittingがみられる（○）．

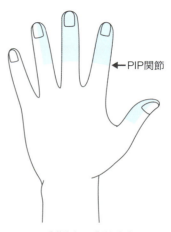

図4　手背側の感覚障害
手背側の感覚障害（　）はPIP関節より近位には及ばない．

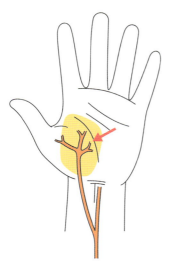

図5 正中神経掌側皮枝による手掌の感覚支配
手根管より近位で分岐する正中神経掌側皮枝は，手掌の母指側を支配する．

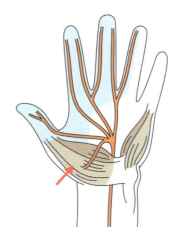

図6 短母指外転筋
短母指外転筋（➡）は正中神経に支配されている．

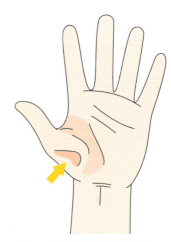

図7 短母指外転筋の萎縮

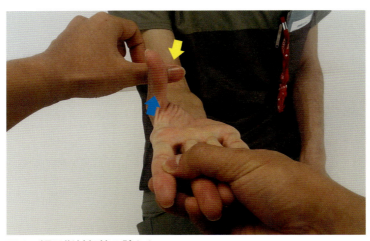

図8 短母指外転筋の診かた
図のように母指を垂直に立てて，自分の顔の方（➡）に力を入れてもらう．検者はその力に抵抗（➡）するように力を入れる．

3 非典型例

　自覚的なしびれ感が小指を含む手指全体（図9　）と表現されることもある．他覚的感覚障害と区別しておく必要がある[5]．また，手根管症候群の1/3では，しびれが前腕に放散痛として及ぶことがあるため（図9　），**手首より近位にしびれがあるだけで手根管症候群を否定すべきではない**．ただし，小指に自覚的しびれや前腕へのしびれがあったとしても，手根管症候群では**前腕諸筋の筋力低下は認めない**．頸部神経根症でのC6，C7の神経根障害では，手根管症候群と似た感覚障害を示すが，PIP関節より近位の**手指と手掌，手背にもしびれがあり**，

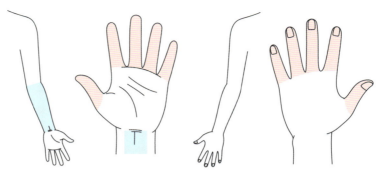

図9　手根管症候群の非典型例
手指全体に及ぶ自覚的なしびれ感（■）と，前腕に及ぶ放散痛（■）

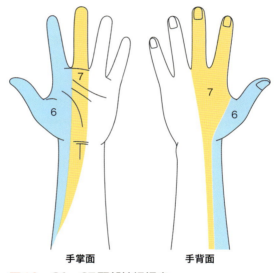

図10　C6，C7頸部神経根症

ring-finger splitting は通常はない（図10）．また，C6，C7頸部神経根症では，頸椎の自発痛，運動痛が先行し，手根管症候群で認められる**短母指外転筋はC8支配のため，筋力低下や萎縮は認めない**．

> **メモ**
>
> 夜間早朝にしびれが生じる，もしくは増悪する理由は，就寝中手関節が屈曲位に長時間おかれるとともに，睡眠中の体温調節のために手の血流が増え，むくみが生じることなどによるとされている．

4 非専門医の立場での診断

　Wittらの診断基準（表1）を基に，前述の**感覚障害と短母指外転筋の筋力低下もしくは萎縮**がそろっている場合には手根管症候群の診断は，ほぼ確実である．

　補助検査としては神経伝導速度検査が有用であるが，非専門医としては，あくまでも病歴，典型的身体所見を中心とし，可能ならば神経伝導速度検査の結果を参考に，コンサルトのタイミングを見計らっていけばよい．

> **メモ**
> 　負荷検査としては，Phalen徴候とTinel徴候が知られているが，Phalen徴候は，手根管症候群に対して＋LRは1.3，－LRは0.7程度，Tinel徴候は，手根管症候群に対して＋LRは1.4，－LRは0.8程度である[7]．いずれも，手技や患者の応答に依存し，報告によって大きく感度特異度が異なり，診断的価値は確立されていない．Phalen徴候やTinel徴候のあるなしによる手根管症候群の診断は慎重にならざるをえない．

5 非専門医の立場での治療

　まずは**局所の「安静」**を指示する必要がある．

　保存的治療として有効性が示されているのは，ステロイドの局所注入であるが，非専門医が行えるかは，個々のスキルによると思われる．

　経口ビタミン剤の効果，用量については，エビデンスレベルの高い臨床研究が不足している．近年，神経障害性疼痛への利用が広まっているプレガバリンについても，手根管症候群に対しての研究報告はいまだ少ない．漢方薬の有効であった症例報告は散見されるが，定まった処方はない．

　診断に確信がもてれば，プレドニゾロン20〜25 mg内服を10日から14日，夜間の疼痛がひどい場合は，睡眠前にプレドニゾロンもしくはNSAIDsの投与．また，スプリントなども経験があれば非専門医として試してみてもよいであろう．

6 コンサルトのタイミング

　手根管症候群での治療選択については，コンセンサスがないのが現状ではあるが，実臨床の現場では，以下のような方針がよいかと思う．

- **病歴，神経診察で典型的手根管症候群と判断でき，疼痛が自制内で母指球の萎縮がない場合．**
  ➡自然寛解も30％程度見受けられるため，非専門医のもとで経過観察をしてよい[6]．

- **診断に苦慮している場合．**
  ➡神経内科もしくは整形外科への紹介のタイミングである．

- 病歴，神経診察で典型的手根管症候群と判断でき，ADLや就労に支障をきたすような疼痛，睡眠障害がある場合．
  - ➡整形外科への紹介のタイミングである．
    整形外科で行われる保存的治療としては，ステロイド手根管内注入もしくはプレドニゾロン内服，スプリントなども検討される．

- 母指球に萎縮がある場合．
- 血液透析，アミロイドーシス，ガングリオシド，腫瘍による場合．
- 疼痛以外で「ものをつまむ」などの動作障害で生活に支障がある場合．
  - ➡患者の希望，背景に応じて手術療法を前提として整形外科紹介のタイミングである．

文献

1) Katz JN, et al：The carpal tunnel syndrome: diagnostic utility of the history and physical examination findings. Ann Intern Med, 112：321-327, 1990
2) Palmer KT, et al：Carpal tunnel syndrome and its relation to occupation: a systematic literature review. Occup Med (Lond), 57：57-66, 2007
3) 多田 薫，他：手根管症候群に伴う全身疾患の統計学的検討．末梢神経，27：81-87, 2016
4) Witt JC, et al：Carpal tunnel syndrome with normal nerve conduction studies. Muscle Nerve, 29：515-522, 2004
5) Cranford CS, et al：Carpal tunnel syndrome. J Am Acad Orthop Surg, 15：537-548, 2007
6) Futami T, et al：Natural history of carpal tunnel syndrome. Journal of the Japanese Society for Surgery of the Hand, 9：128-130, 1992
7) D'Arcy CA & McGee S：The rational clinical examination. Does this patient have carpal tunnel syndrome? JAMA, 283：3110-3117, 2000

第3章 末梢神経疾患でのしびれ

8 肘部管症候群

　肘周囲で尺骨神経が絞扼される部位は，図1に示すようにArcade of struthersや上腕骨内側部など複数に及ぶ．ここでとり上げる肘部管は，床にあたるものが**尺骨神経溝**で，屋根にあたるものが**Osborn's band**や**滑車肘靱帯**で構成される．その部位での絞扼性尺骨神経障害を肘部管症候群と言う．原因はさまざまで，変形性肘関節症による骨棘形成，ガングリオン，習慣性尺骨神経脱臼などが知られている．変形性肘関節症が最も多い原因とされているため，平均発症年齢は50.3歳とされる[1]．また，くり返し作業者の年間発症率は0.8％とされる[2]．

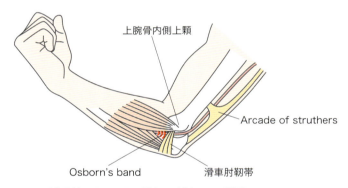

図1　肘関節周囲の尺骨神経を絞扼する構造
滑車肘靱帯とOsborn's bandで構成される屋根にあたる構造物と床にあたる尺骨神経溝で作られた管が肘部管である．

1 想起

　環指尺側と小指のしびれや感覚低下を自覚する場合，肘部管症候群を想起する．また，しびれではないが，小手筋の筋力低下による**手指の内転障害**が起こるため，初期症状として，「洗顔時に手のひらから水がもれる」，「ズボンのポケットに手を入れるとき小指がひっかかる」などがあるとき肘部管症候群を想起する[3]．
　肘部管症候群と鑑別すべき診断は，頸椎疾患，胸郭出口症候群，Guyon管症候群が主にあげられる．稀ではあるが，脳梗塞による偽性尺骨神経麻痺が知られている．

2 典型例

　肘部管での尺骨神経障害による感覚障害は，正中神経障害のring-finger splittingと裏表であり，**掌側の小指と環指尺側の感覚障害で，環指の橈側には感覚障害がない**．また，前腕中枢側の感覚は内側前腕皮神経に支配されており，この神経は肘部管を通らないため，肘部管症候群での前腕尺側の感覚障害は，**手関節皮線より6 cmを超えない**（図2）．

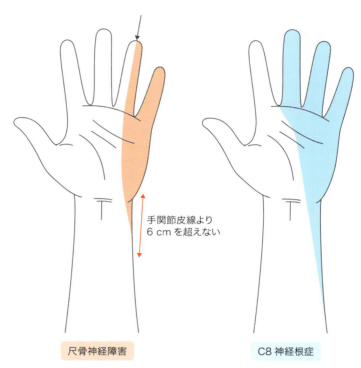

図2　尺骨神経障害とC8神経根症の感覚障害
尺骨神経障害では，→を境界に環指橈側の感覚障害はない．↔で示すように手関節皮線より6 cmを感覚障害は超えない．

想起❶で述べた「洗顔時の手のひらから水がもれる」，「ズボンのポケットに手を入れるとき小指がひっかかる」は，尺骨神経支配である**第2〜5指の内転障害**が示唆される．母指を含めた手指を伸展させ，母指と示指の間で紙を挟んでもらい，紙が抜けるかどうかで筋力を調べると簡単に抜けてしまう．また，なんとか挟もうとするが，母指の内転が困難であるため，代償的に正中神経支配の長母指屈筋が働き，図3のように**母指指節間関節が屈曲**してしまうことがある．これを**フロマンの紙徴候**とよぶ．

　進行すると，**中手指節（MP）関節は伸展**しているが，**近位・遠位指節間（PIP・DIP）関節が屈曲位**を呈する**かぎ爪変形**がみられる（図4）．この変形は，肘部管症候群の場合，**環指と小指に限定**しているのが典型的である．

　肘部管に一致してTinel徴候が陽性になるが，正常者でも出現するため感度は70％とされる．また，肘を最大屈曲位にして，手関節を30秒最大背屈で続け，尺骨神経を圧迫すると小指と環指にしびれが誘発するテストの感度は91％とされる（図5）[4]．**頚椎疾患ではこのテストは陰性**である．

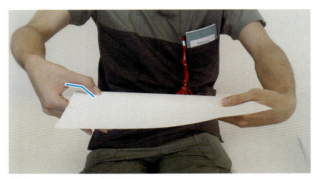

図3　フロマンの紙徴候
右母指指節間関節が屈曲している．

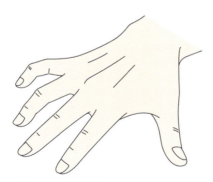

図4　かぎ爪変形
環指と小指のPIP関節とDIP関節の伸展障害とMP関節の過伸展が認められる．

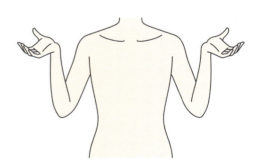

図5　30秒間肘屈曲＋神経圧迫テスト
坐位で，30秒間，肘を最大屈曲位にして手関節を最大背屈させ，肘部管の尺骨神経を圧迫する．

3 鑑別疾患

　尺側の感覚障害で，自覚的には小指に一番しびれがあっても，環指までしびれが及び，環指での橈側と尺側の感覚の差異がなく，前腕の中枢側の感覚障害が手関節皮線より6 cm以上中枢側に広がっているなら，**C8神経根症**を疑う．また，C8神経根症では，**上腕三頭筋の筋力低下**を伴う点が，肘部管症候群との鑑別点である．

　小指と環指尺側の感覚障害があるにもかかわらず，**手背に感覚障害がない場合**は，**Guyon管症候群**を疑う．Guyon管症候群は，手関節掌尺側に存在するGuyon管で尺骨神経が絞扼されて生じる．手根骨骨折，ガングリオン，長時間のサイクリングなどによる手掌の圧迫などで起こるとされている．**尺側の手背の感覚は，Guyon管より近位で分岐する**尺骨神経背側枝で支配されているため，手背の感覚障害がない点が，肘部管症候群との鑑別点になる（図6）．

　胸郭出口症候群でも，腕神経叢下位根障害で尺骨神経麻痺を呈してくるが，**頸椎疾患と同様に**，環指橈側にも障害が及び，前腕の感覚障害が手関節皮線より6 cm以上中枢側に広がっている点から鑑別される．

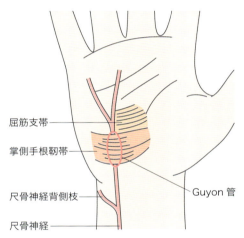

図6　Guyon管症候群
掌側手根靱帯と屈筋支帯などで形成されるGuyon管での尺骨神経の絞扼．手背の感覚を担う，背側枝はGuyon管の前で分岐する．

4 非専門医の立場での診断

　掌側の小指と環指尺側の感覚障害であり，環指の橈側には感覚障害はなく，前腕中枢側の感覚障害は，手関節皮線より6cmを超えないこと．肘屈曲位での尺骨神経圧迫による環指と小指のしびれが誘発されれば，肘部管症候群の診断はほぼ確実である．

　また進行例ではフロマンの紙徴候や環指，小指に限定したかぎ爪を認めた場合も診断の手助けとなる．

　確定診断は神経伝導速度検査となるが，非専門医としては，あくまでも病歴，典型的身体所見を中心とし，施行可能ならば神経伝導速度検査の結果を参考に，コンサルトのタイミングを見計らっていけばよい．

5 非専門医の立場での治療

　しびれのみで，筋力低下やかぎ爪などの手指変形を認めない場合は，まずは肘屈曲位を避けるような生活指導による**局所の「安静」**で様子をみることができる．

　経口ビタミン剤の効果，用量については，エビデンスレベルの高い臨床研究が不足している．近年，神経障害性疼痛への利用が広がっているプレガバリン（リリカ®）についても，研究報告はいまだ少ない．スプリントなども経験があれば非専門医として試してみてもよいであろう．肘関節の屈曲を制限する装具を6カ月間夜間のみ装着したところ，全例で症状の改善が得られたとする報告もある[5]．

6 コンサルトのタイミング

　保存的治療にてコントロール困難な持続するしびれ，筋萎縮を認める場合は，ためらわず手術適応につき，整形外科にコンサルトが望ましい．

文献

1) Bartels RH & Verbeek AL : Risk factors for ulnar nerve compression at the elbow: a case control study. Acta Neurochir (Wien), 149 : 669-674; discussion 674, 2007
2) Descatha A, et al : Incidence of ulnar nerve entrapment at the elbow in repetitive work. Scand J Work Environ Health, 30 : 234-240, 2004
3) 橘 滋国：病歴聴取および診察のポイント 脳神経外科から．脊椎脊髄，18：370-377，2005
4) Novak CB, et al : Provocative testing for cubital tunnel syndrome. J Hand Surg Am, 19 : 817-820, 1994
5) Seror P : Treatment of ulnar nerve palsy at the elbow with a night splint. J Bone Joint Surg Br, 75 : 322-327, 1993

9 上肢の絞扼性ニューロパチー

1 橈骨神経浅枝障害

高位橈骨神経麻痺では，図1に示すような主に手背橈側領域の感覚障害は伴うが，運動麻痺が主体である．一方，**橈骨神経浅枝のみ**の障害では，運動麻痺はなく図1に示す領域のしびれのみが主訴になる．橈骨神経浅枝の絞扼をWartenberg病もしくはcheiralgia paresthetica（感覚異常性手痛）と言う．

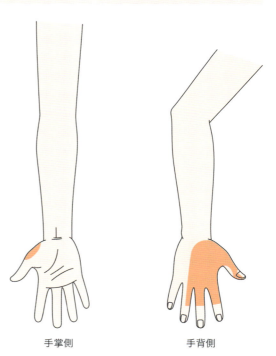

図1　**橈骨神経浅枝による感覚支配域**
　の部位で示す手背橈側の感覚を担っている．

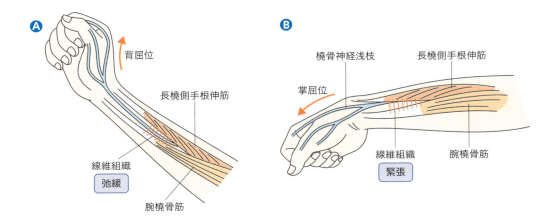

図2 橈骨神経浅枝の絞扼部位
Ⓐ：手関節が背屈位で，前腕が回外位では，長橈骨手根伸筋と腕橈骨筋の2つの筋の間の繊維組織は弛緩している．
Ⓑ：手関節が掌屈位で，前腕が回内になると長橈骨手根伸筋と腕橈骨筋の2つの筋の間の線維組織は緊張し橈骨神経浅枝を絞扼する．

　橈骨神経浅枝は，図2に示すように前腕中下1/3付近で，長橈側手根伸筋と腕橈骨筋の間から皮下に出て，手背橈側に分布する．この2つの筋の間には，筋膜様の線維組織がある．その線維組織は，**手関節が背屈位で，前腕が回外位は弛緩**しているが（図2Ⓐ），**手関節が掌屈位で，前腕が回内になると緊張**し（図2Ⓑ），橈骨神経浅枝を絞扼する．前腕の回内回外をくり返す，大工のような業務で発症しやすいとされる．また，橈側皮静脈からの採血や注射に際して医原性損傷を受けやすい．

1 想起

手背橈側のしびれ．

2 典型例

図1に示す領域にしびれ感や灼熱感，感覚低下を認める．

鑑別疾患

疼痛が先行，前腕までしびれる．

　C6, 7の神経根症でも，手背の母指と示指の間にしびれが出現しえるが，C6, 7神経根症では，橈骨神経浅枝障害と違い，**疼痛がしびれの部位，もしくは同側の肩甲上部に先行**する．また，**しびれが前腕に及び**（図3），**上腕二頭筋障害による肘屈曲障害**が起こる点も橈骨神経浅枝障害との違いである．

4 非専門医の立場での診断

　上肢を図4のように前にたらし，前腕を回内し，手関節を掌屈させ，1分以内に図1に示す領域にしびれが出現すれば診断できる．

5 治療・コンサルト

　空間占拠性病変がなければ，まず保存的治療を行う．痛みがあるようならNSAIDsなどによる保存的治療を試みる．3カ月保存的治療を試みても回復しない場合は，空間占拠性病変の検索や今後の手術療法（神経剥離術）の適応を含めて，整形外科にコンサルトする[1]．

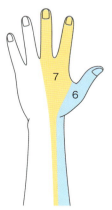

図3 C6, 7の神経根症の手背での感覚障害の分布

■がC6, ■がC7神経根症の感覚障害領域を示している．

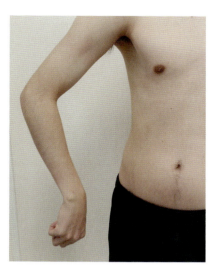

図4 橈骨神経浅枝障害による感覚障害の誘発法

2 胸郭出口症候群

1956年にPeetらが,「第一肋骨,鎖骨,斜角筋で形成される胸郭出口（図5）,およびその近傍における腕神経叢と鎖骨下動静脈の圧迫や伸張によって生じた上肢の痛みやしびれを有する症候群」と総括することを提唱した.斜角筋は,呼吸や頸部の運動による筋緊張で狭小化し,肋鎖間隙も上肢の外転運動などにて狭小化する.これらの通過関門を腕神経叢や血管が走行する.腕神経叢はこの部位でのくり返される圧迫,牽引,摩耗などの機械的ストレスで神経障害をきたすとされる.特に下神経幹が図6のように第一肋骨上にあり刺激を受けやすいため,**環指・小指の感覚障害**が胸郭出口症候群で起こるとされる.

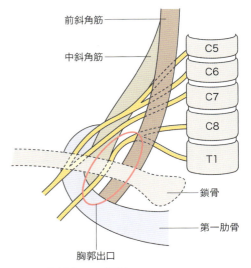

図5　胸郭出口の解剖
斜角筋,鎖骨,第一肋骨の3つの壁で構成された枠が「胸郭出口」である.

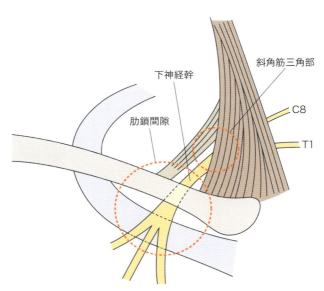

図6　肋鎖間隙での下神経幹の走行
下神経幹は第一肋骨上にあり,肋鎖間隙での機械的ストレスを受けやすい.牽引型では斜角筋三角に,圧迫型では肋鎖間隙に,それぞれ圧痛がある.

1 想起

前腕尺側から環指，小指の感覚障害もしくは疼痛（図7）．

2 典型例

1）腕神経叢圧迫型胸郭出口症候群

電車のつり革でしびれ．

「電車のつり革につかまっていると上肢がしびれてきた」など上肢の挙上で，前腕尺側から環指，小指の感覚障害が出現もしくは増悪する．神経原性の胸郭出口症候群のうち，頻度は18％とされる．**図8 A から B のような上肢挙上で肋鎖間隙が狭小化し，腕神経叢が圧迫されるとされる**[2]．

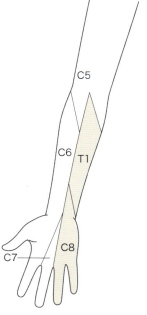

図7 胸郭出口症候群のしびれ

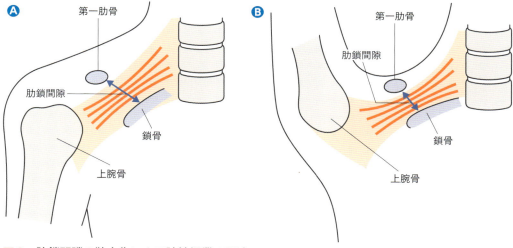

図8 肋鎖間隙の狭小化による腕神経叢の圧迫
Ⓐ上肢下垂位．肋鎖間隙は保たれている．━部分が腕神経叢に当たる．
Ⓑ上肢挙上位．上肢挙上で肋鎖間隙が狭小化する．━部分の腕神経叢が圧迫されていることを示している．

2）腕神経叢牽引型胸郭出口症候群

重いものを持つとしびれ．

「重い荷物を持つ」など**上肢を下方に牽引する作業動作**で前腕尺側から環指，小指の感覚障害が悪化する．また，上肢，肩甲帯を牽引から介助するように保持する，例えば「肘掛け椅子に座る」などにて感覚障害が改善する．神経原性の胸郭出口症候群のうち，頻度は8％とされる．図9 Ⓐ からⒷのように**上肢を下方へ牽引すると腕神経叢が伸長し障害**されるとされる[2]．

3）混合型

1）と2）両者を合わせた臨床像となり，74％と頻度は最も高い．

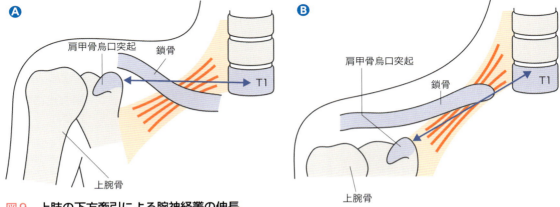

図9　上肢の下方牽引による腕神経叢の伸長
Ⓐ上肢保持状態．第一胸椎（T1）と肩甲骨烏口突起の距離を↔で示している．━部分が腕神経叢に当たる．
Ⓑ上肢下方牽引状態．第一胸椎と肩甲骨烏口突起の距離を↔で示しているが，Ⓐより距離が伸びている．━部分の腕神経叢の伸長を認める．

3 非典型例

母指球の萎縮がある神経障害は他覚的所見と電気生理学検査で下神経幹の明らかな異常を伴う**true neurogenic胸郭出口症候群**とよばれている．別名Gilliatt症候群とも言うが，本来はこの症候群こそが，典型的胸郭出口症候群なのであるが，頻度が全胸郭出口症候群中2％以下と稀である．実際にみる頻度は上記の牽引型や圧迫型に比べて非常に少ない．true neurogenic胸郭出口症候群の特徴は，T1支配筋である**短母指外転筋からなる母指球の萎縮が必発**である（図10）[3]．はっきりとした筋力低下と筋萎縮を示す運動優位の神経障害であるのがtrue neurogenic胸郭出口症候群であり，他の牽引型や圧迫型との違いである．感覚障害も軽度ながら認め，図7に示すC8とT1の領域のしびれをきたす．

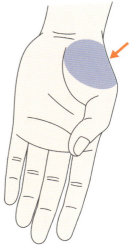

図10 短母指外転筋の萎縮

　で示した筋萎縮の領域は，くぼみのように見える．

4 非専門医の立場での診断

1) 腕神経叢圧迫型胸郭出口症候群

肋鎖間隙（鎖骨上窩部）に75％で圧痛や上肢への放散痛が認められる（図6）．圧迫型での，この部位圧痛の感度は89％，特異度25％とされる[2]．90°肩関節を外転し，外旋位とし肘関節を屈曲保持することでしびれが誘発されるテストでは，圧迫型に対して感度100％，特異度75％とされる（図11）[2]．

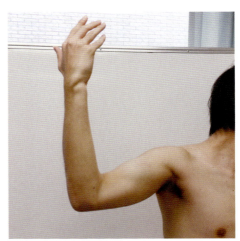

図11 腕神経叢圧迫型胸郭出口症候群の誘発法

90°肩関節を外転し，外旋位とし肘関節を屈曲保持することでしびれが誘発されれば陽性．

2）腕神経叢牽引型胸郭出口症候群

　斜角筋三角の上部に92％で圧痛を認める（図6）．牽引型に対するこの圧痛は，感度92％，特異度89％とされる．上肢を下方に牽引した際，斜角筋三角部の圧痛が増強する場合を陽性とするテストの牽引型に対する感度は100％，特異度93％とされる（図12Ⓐ）[2]．逆に肩甲帯を挙上し，腕神経叢の牽引を軽減すると圧痛が改善する場合を陽性とするテストの，牽引型に対する感度は92％，特異度93％とされる（図12Ⓑ）[2]．

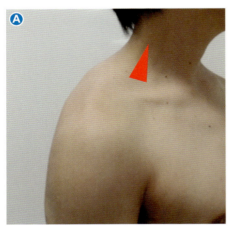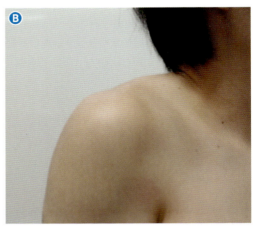

図12　腕神経叢牽引型胸郭出口症候群の誘発法
Ⓐのように上肢を下方に牽引した際，斜角筋三角部の圧痛が増強する場合を陽性とするテスト．
Ⓑのように肩甲帯を挙上し，腕神経叢の牽引を軽減すると圧痛が改善する場合を陽性とする．

5 非専門医の立場での治療

　コンサルトまで時間がかかるような場合や患者が治療薬を求めてきた場合は，ガバペンチンが第一選択薬となる．使い慣れているならプレガバリンでもよいが，腎機能に応じた投与量を考える必要がある．

> **コラム**
> **胸郭出口症候群の患者から手術療法についての質問があった場合**
> 　生活指導，装具，姿勢矯正，筋力トレーニングをまず行い，改善のない場合にはじめて手術療法が選択肢になるが，適応についてはかなり慎重な検討が必要とされる．また，牽引型にはそもそも手術適応がない．

6 コンサルト

　◆診断で述べた所見を認めるなら，確定診断のためには整形外科へのコンサルトが必要である．

文献
1）西浦康正，他：橈骨神経浅枝絞扼性神経障害の治療経験．東日本整災会誌，11：562-565，1999
2）Ide J, et al：Compression and stretching of the brachial plexus in thoracic outlet syndrome: correlation between neuroradiographic findings and symptoms and signs produced by provocation manoeuvres. J Hand Surg Br, 28：218-223, 2003
3）安藤哲朗，他：Gilliatt-Sumner handを呈した神経性胸郭出口症候群．脊椎脊髄，25：601-606，2012

第3章 末梢神経疾患でのしびれ

10 下肢の絞扼性ニューロパチー

1 感覚異常性大腿神経痛（Roth-bernhardt症候群）

　外側大腿皮神経は，L2，L3の神経根から腸骨筋と大腰筋の筋膜に囲まれた空間を下行し骨盤に入る．続いて上前腸骨棘の約1cm下方で**鼠径靱帯**の下を通り，大腿筋膜と縫工筋の間を，**90°方向を変え**，鋭角に通り，2本に分枝し，大腿中央外側の皮膚感覚を担う（図1）．外側大腿皮神経の絞扼は肥満，妊娠，コルセット，窮屈なズボン，腹部手術，腸腰筋血腫，骨盤内腫瘍などさまざまな原因が報告されている．

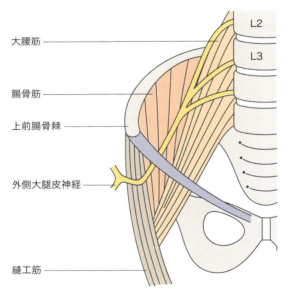

図1　外側大腿皮神経の走行

1 想起

一側の大腿中央外側のしびれ．

2 典型例

大腿外側の中央部の不快感，しびれなどの異常感覚を呈する．図2に示すような楕円形の感覚障害領域を示す．

3 鑑別疾患

大腿外側部中央部付近のしびれに加えて，大腿前面にもしびれが及ぶ場合（図3），背部痛が先行している場合，腸腰筋筋力低下を合併している場合は，L2/3の神経根症を考える．

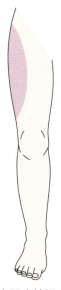

図2 外側大腿皮神経の知覚領域
大腿外側中央部の楕円形の領域が外側大腿皮神経の知覚領域となる．

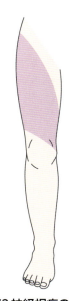

図3 L2/3神経根症の知覚領域
大腿外側部中央部付近のしびれに加えて，大腿前面にもしびれを認める．

4 非専門医の立場での診断

運動麻痺を伴わず，上前腸骨棘に圧痛やTinel様徴候を認める．患側が上になるように側臥位をとり，腸骨に上から圧迫を加えると，30秒後にしびれが回復する **pelvic compression test** とよばれる診察方法がある（図4）．鼠径部の絞扼に対して，感度95％，特異度93％とされ，もし **陰性なら骨盤腔内の病変を検査すべき**である[1]．

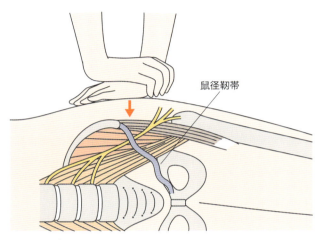

図4 pelvic compression test
側臥位で腸骨を上から圧迫し（➡方向），鼠径靱帯を緩ませると30秒後にしびれが回復する．

5 治療・コンサルト

圧迫の原因除去，下肢の安静，NSAIDsなどの保存的治療が90％以上有効である．
pelvic compression test陰性の場合，腹部CTでの骨盤内病変を検索し，原因疾患による当該科へのコンサルトが必要である．

2 伏在神経絞扼障害

伏在神経は，大腿神経の最も長い知覚枝で，縫工筋の深部を下行し図5に示す**内転筋管**を通り膝内側と下腿内側の知覚を支配する．この内転筋管出口で伏在神経が絞扼されやすい．原因は，ほとんどが外傷，スポーツ活動による機械的刺激による．

想起

一側の膝から下腿内側のしびれ．

典型例

階段昇降時や椅子からの立ち上がりなどで，伏在神経の膝蓋下枝領域の膝内側，内側下腿皮枝領域の下腿内側の痛みとしびれを訴える（図6）．安静時痛や夜間痛もある．

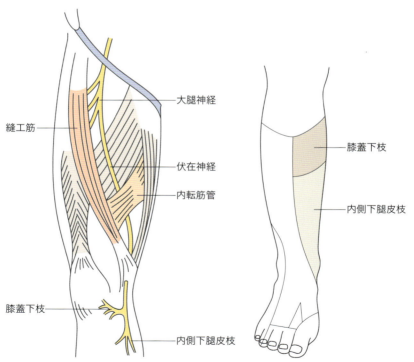

図5　伏在神経の走行

図6　伏在神経の知覚支配
膝内側は伏在神経の膝蓋下枝，下腿内側は内側下腿皮枝が支配している．

3 鑑別疾患

膝関節の可動で痛みがある場合は膝関節痛を疑う.

症状の領域から膝内側の関節痛との鑑別が問題となるが，伏在神経絞扼障害では安静時痛や夜間痛があり，関節の可動での痛みの増強はなく，**日によっては全く痛みが消失**する点から，膝関節痛との鑑別が可能である[2].

4 非専門医の立場での診断

内転筋管に圧痛がある.

5 治療・コンサルト

保存的治療が基本である.

保存的治療で改善しない場合は，局所ブロックや手術療法の検討のため整形外科にコンサルトすべきである.

3 総腓骨神経麻痺

　総腓骨神経は，腓骨頭を後方から外方へ回るように走行する（図7）．総腓骨神経は，この部位で骨膜に接しており，**表面はすぐ皮膚であるため圧迫を受けやすい**．外側腓腹皮神経を分岐後，総腓骨神経は浅腓骨神経と深腓骨神経に分かれる．外側腓腹皮神経は下腿外側上部の感覚を，深腓骨神経は第1足趾間隙の感覚を，浅腓骨神経は下腿外側下部から足背の感覚を支配する（図8）．蹲踞姿勢による作業や，血腫による圧迫，腓骨頭部位の圧迫，術後のコンパートメント症候群，砕石位の長時間の手術で発症の報告がある．

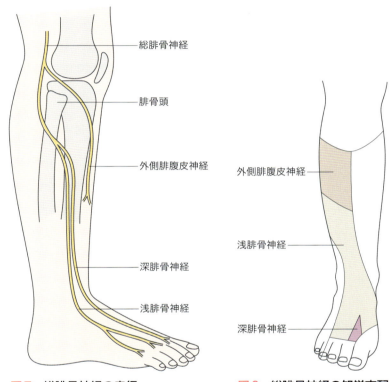

図7　総腓骨神経の走行　　　　図8　総腓骨神経の知覚支配

1 想起

一側の下腿外側から足背のしびれ．

2 典型例

図8の領域の下腿外側から足背にしびれや痛み，灼熱感を訴える場合もある．しばしば下垂足を伴う．

3 鑑別疾患

足の内反ができない場合はL5神経根症を疑う．

L5神経根と総腓骨神経の感覚障害の領域はほぼ同じなため，鑑別に苦慮する．しかし，足の内反力の筋力で鑑別できる．**L5神経根症では，この足内反力が低下**するが，総腓骨神経麻痺で障害されることはない（図9）[3]．

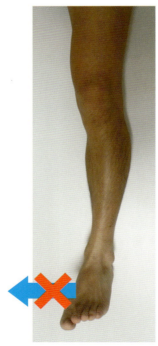

図9 L5神経根症による感覚障害
総腓骨神経の感覚障害の領域とほぼ同じであるが，足の内反力（➡）がL5神経根症では低下する．

4 非専門医の立場での診断

典型例症状と腓骨頭周囲でのTinel徴候が陽性であれば，診断は困難ではない．確定診断には電気生理学的検査が必要である．

5 治療・コンサルト

保存的療法が基本，下垂足には短下肢装具を使用する．
明らかな神経圧迫病変がある場合，電気生理学的検査で診断がついた後，保存的治療で3カ月経過しても改善しない場合，整形外科へのコンサルトが必要である．

4 前足根管症候群

深腓骨神経は図8に示したように第1足趾間隙の感覚を支配しており，足関節前面の上下伸筋支帯と距骨，舟状骨で作られる前足根管を通過する（図10）．発症には無理な足部の底屈が関与するとされ，きつい靴を履いたり，ハイヒールによる過度の足趾背屈などが原因となる．

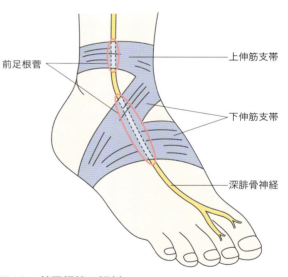

図10　前足根管の解剖

想起

一側の第1・2足趾間のしびれ．

典型例

第1・2足趾間のしびれや疼痛を呈する（図11）．絞扼部より近位にしびれが放散することがあるが，**運動障害**はない．夜間に増悪し，**足の外転位で軽減**する．

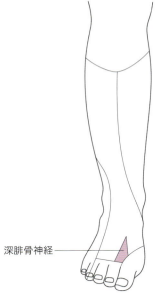

図11　前足根管症候群の感覚障害の領域
第1・2足趾間のしびれや疼痛を認める．

鑑別疾患

第1・2足趾間のしびれに加えて下腿外側からしびれがあり，**足内反力が低下**する場合は，L5神経根症である．

非専門医の立場での診断

前足根管の部位でのTinel徴候が陽性となる．能動的に足関節を底屈すると症状が再現できることが多い．

治療・コンサルト

靴の見直しなどの生活指導，NSAIDsなど保存的治療が基本である．
保存的治療に反応しない場合は，早めに整形外科にコンサルトする．

5 後足根管症候群

足関節内側にある屈曲支帯と足関節の骨からなる後足根管（図12）での脛骨神経の圧迫による．骨折，脱臼，ガングリオンなどが原因とされる．脛骨神経は後足根管を通過したあと外側足底神経と内側足底神経に分枝して図13に示す領域を支配する．

想起

一側の足底のしびれ．

典型例

図13に示す領域の足底部の痛み，しびれを呈し，絞扼部より近位の足首内側にも放散する．長時間の歩行や立位，夜間にしびれが増強する．

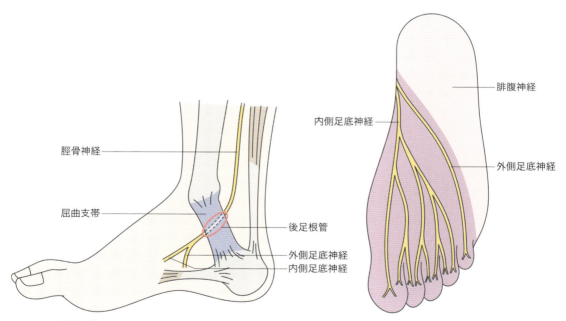

図12　後足根管の解剖

図13　後足根管症候群の感覚障害の領域
腓腹神経支配である踵，足底外側縁以外の足底部のしびれを認める．

3 鑑別疾患

足底のしびれが踵から足底外縁まで及ぶ場合は，S1神経根に支配される脛骨神経と腓腹神経の両方の障害を疑う．後足根管症候群では，脛骨神経のみの障害であり，腓腹神経で支配される踵から足底の外側にしびれは生じない（図13）[3]．

4 非専門医の立場での診断

絞扼のある内果下部での圧痛が明らかで，同部でTinel徴候が陽性となる．足首は内反するとしびれを再現できる．

5 治療・コンサルト

局所の安静，保存的治療から開始する．
原因が多岐に及ぶため，上記で診断を疑ったら一度は整形外科にコンサルトしておく．

6 Morton病

固有底側趾神経は，総底側趾神経から分岐した後，中足骨と深横中足靭帯の間を走行する（図14）．この部位での絞扼は，第3，4足趾間での頻度が高い．ハイヒールによるものが最も多く，幅の狭い靴による中足骨間が狭くなり，**過度の背屈により絞扼**される．

想起

一側の第3，4足趾間の痛みとしびれ．

2 典型例

第3，4足趾間のしびれ（図15）で，**歩行で増悪，靴を脱ぐと軽減**する．他覚的感覚障害を認めない痛みの場合もある．

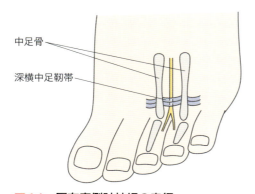

図14 固有底側趾神経の走行

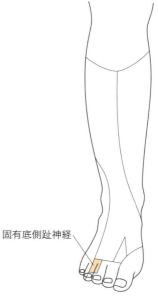

図15 Morton病での感覚障害
第3，4足趾間の痛みとしびれを呈する．

3 鑑別疾患

感覚障害が明らかでない．
　母趾中足骨の種子骨骨折が同様の痛みを生じるが，Morton病では，**足趾間に感覚障害が**ある点で鑑別される[2]．中足趾節（MTP）関節障害とも鑑別になるが，関節の可動での痛みがあれば関節障害と判断できる．

4 非専門医の立場での診断

　第1，5MTP関節を両側方から図16のように圧迫し，趾間部を足底から検者の母指で圧迫すると圧痛が再現されるMulder徴候が陽性である[4]．

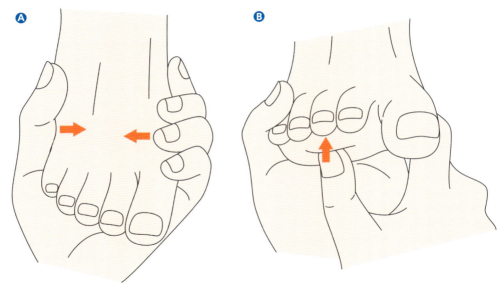

図16　Mulder徴候
Ⓐのように，第1，5MTP関節を内外側から圧迫し，Ⓑのようにして趾間部の圧痛を確認する．

5 治療・コンサルト

　靴の変更，NSAIDsによる保存的治療が第一選択である．数カ月保存的治療で改善がないなら局所ブロックの適応があり，それでも改善がないようなら手術療法を検討する．

　保存的治療で改善がないようなら，整形外科へのコンサルトが必要である．

文献
1) 上田剛士：感覚異常性大腿神経痛では骨盤を圧迫して中枢性を否定せよ．総合診療，26：915，2016
2) 村田景一，他：下肢の絞扼性末梢神経障害．脊椎脊髄，24：529-535，2011
3) 長岡正宏，他：末梢神経疾患と脊椎脊髄病変との鑑別．脊椎脊髄，18：450-454，2005
4) 磯本慎二，他：モートン病．BRAIN and NERVE，66：1453-1457，2014

第4章 その他の疾患によるしびれ

1 神経系以外が原因となるしびれ

1 心因性の感覚障害

　前章まで述べてきた，頭蓋内疾患，脊椎・脊髄疾患，末梢神経疾患の感覚障害のパターンにそぐわない場合は，心因性感覚障害を疑う．心因性感覚障害の診断には，器質的疾患のさまざまな病型に加えて，解剖学的整合性を理解しておく必要があるため，しばしば専門医でも難渋する．ここでは，ファーストタッチで，心因性を想起すべき神経所見を紹介する．

1）全知覚の消失

　表在および深部感覚両方が完全に消失しているという場合は，心因性の疑いがある．上肢で全知覚障害を訴える場合，特に振動覚や位置覚の診察で「全くわからない」という場合は，閉眼で指鼻試験を行ってみるのもよい．深部感覚が完全に障害されているならば，閉眼で指を鼻にもっていく際，ゆらゆら揺れ拙劣さが際立つが，なんとか鼻にもっていこうとする様子が観察される．心因性の場合は，ゆっくりではあるが**比較的スムースにもっていけてしまう**（図1）．

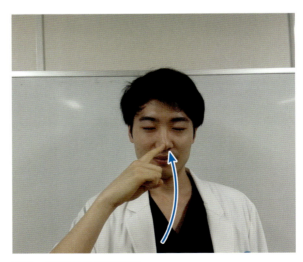

図1　閉眼での指鼻試験
閉眼した状態で，上肢を伸展させた位置から鼻を触る動作を行ってもらう．心因性の場合は，ゆっくりではあるが比較的スムースにもっていけてしまう．

また，両下肢で表在感覚だけでなく，振動覚が0秒で，位置覚が全くわからないと訴える場合は（コラム参照），Romberg徴候は陽性になるはずである．**両下肢の全知覚の消失にもかかわらずRomberg徴候が陰性**であれば（図2），心因性が疑われる．

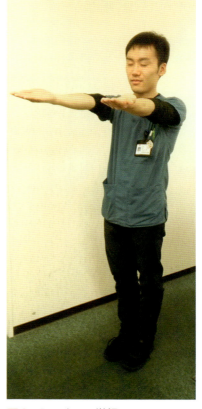

図2　Romberg徴候
両足を揃えて立ち，両手を前方に伸ばして閉眼すると，ふらつきが増強し，ついには倒れてしまう場合を陽性とする．深部感覚障害を示唆する徴候である．心因性の場合は閉眼でも，倒れず姿勢を維持できてしまう．

コラム

位置覚の診かた

　位置覚の検査は，最も障害されやすい足の母趾で行う．まず，患者の足の母趾を検者の母指と示指で側面からつまむ．上下でつまんでしまうと，例えば母趾を「上」に上げると，検者の指の圧力を触覚として「上」方向を感じてしまい，純粋な位置覚だけの感覚ではなくなってしまうためである．患者に開眼した状態で，母趾を背屈した場合を「上」（Ⓐ），底屈した場合を「下」（Ⓑ）とするよう，患者に指示する．続いて患者に閉眼してもらい，検者が最初は大きく患者の母趾を上下に動かし，患者に「上」「下」を答えてもらう．徐々に屈曲底屈の幅を小さくしていき，同様に「上」「下」を答えてもらう．何回かくり返して，答えに再現性があるか確認していく．

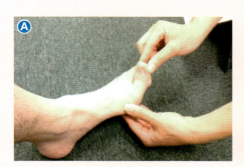
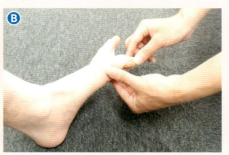

2）顔面から四肢すべてがしびれる

図3に示すように頭部全体から四肢，躯幹に濃淡なく**一様に感覚障害**を認める場合は，知覚神経分布には到底一致していないため心因性が疑われる．

3）感覚障害の境界が四肢の軸に対して直角

一肢の感覚障害の境界線が図4のように**肢の軸に直角**に，すなわち輪状になっている場合は，これも知覚神経分布に一致しない心因性特有の分布形式である．

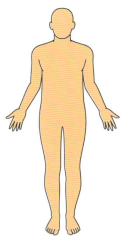

図3　心因性の全身のしびれ
頭部全体から四肢，躯幹に濃淡なく一様に感覚障害を認める．

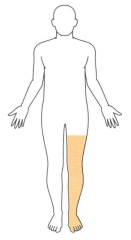

図4　軸に対して垂直な感覚障害

4）半身の感覚障害の境界が全くの正中

　解剖学的には両側脊髄神経支配は図5に示すように，数cm重なりあっている．そのため半身の感覚障害を呈しているとき，器質的疾患では傍正中部分は感覚障害が軽度か，あるいは認められない（図6 Ⓐ）．心因性の半身の感覚障害では，図6 Ⓑのように**きれいに正中で感覚障害**が分かれる．

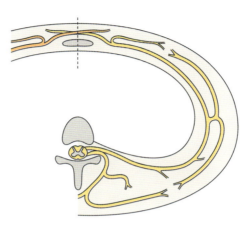

図5　脊髄神経の解剖
解剖学的には両側脊髄神経支配は，数cm重なりあっている．

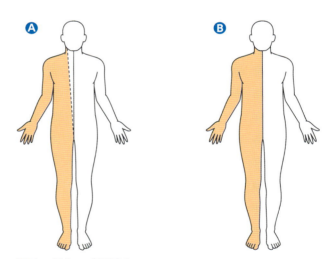

図6　半身の感覚障害
Ⓐ器質的疾患では，傍正中部分は感覚障害が軽度か，あるいは認められない．Ⓑ心因性の半身の感覚障害では，きれいに正中で感覚障害が分かれる．

5）頭部で振動覚に左右差がある

半身の感覚障害を訴える患者で心因性が疑われるときに，頭部の振動覚を左右で検査すると（図7），**感覚障害側で振動を感じない**と答えることがある．通常は骨伝導を通じて，頭部では振動覚の左右差は生じないはずである．

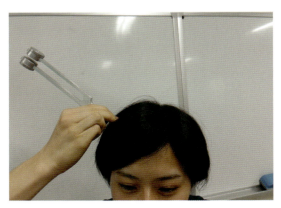

図7　頭部の振動覚
骨伝導のため，通常左右差は生じない．

コラム

Bowlus-Currier 試験

左右差のある感覚障害で，上記3），4），5）のようなとき，行ってみる価値がある試験である．

Ⓐのように両手を患者に組んでもらう．ただし，母指だけは交差させないでおく．中指付近から一指ごとに「しびれ」があるかを，患者に答えてもらう．器質的疾患であれば，すばやく，異常のある指をさしたときのみ，「しびれ」があると答えることができる．心因性では，「しびれ」があるかどうか答えるのに時間がかかる．また，"右側"に「しびれ」があると自覚している場合，順番で①，②に「しびれ」があると答えたとしても，心因性では最後に③に「しびれ」があると答えてしまう．実際には③は"左の母指"である（Ⓑ）[1]．

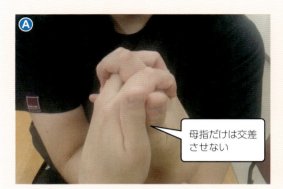

母指だけは交差させない

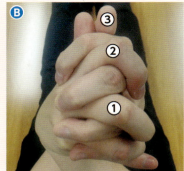

2 閉塞性動脈硬化症

　閉塞性動脈硬化症は，動脈硬化による血管狭窄により，末梢組織が虚血となる疾患である．閉塞性動脈硬化症の重症度分類上，**軽症例では末梢の冷感やしびれにとどまる**．患者の冷感の自覚が乏しいと一側の「しびれ」のみを主訴として，医療機関を受診することがしばしばある．下肢の場合なら，「しびれ」が階段や坂道などの歩行で増悪するかどうか問診することが診断の一助になる．特に，**腓腹部に限局する疼痛は末梢動脈疾患に特徴的**とされる．いずれにしろ身体診察で，視診上，**蒼白，チアノーゼの確認は重要**である．視診上明らかでない場合は，症状が下肢ならば，患側の下肢を挙上し，足首を屈曲進展することで，皮膚の蒼白や疼痛を誘発できることがある．何よりも**橈骨動脈や足背動脈の触診は外せない**．ただし，足背動脈は正常人でも走行異常のため10％程度触知できないことがある．その際は，足関節内顆後方の後脛骨動脈の触診を試みるべきである．

3 バージャー病

　若年男性，平均34〜36歳に好発する末梢閉塞性動脈疾患の1つである．喫煙歴があるものの，閉塞性動脈硬化症と違い，動脈硬化危険因子をもたない．
　「しびれ」を主訴とする場合もあり，労作や歩行で手指，足趾に紫から赤色の色調変化をともなって出現するのが特徴的とされる．「しびれ」以外に冷感，跛行，潰瘍・壊疽，レイノー現象，遊走性静脈炎が主たる症状であるため，閉塞性動脈硬化症と同じく，「しびれ」以外の問診をすれば診断は困難ではない．閉塞性動脈硬化症と違い，診断時に1肢のみの症例はほとんどなく，2肢が罹患していた症例は16％，3肢が41％，4肢が43％とされ，**3肢以上罹患していた症例が84％に及ぶ点**は特徴的である[2]．また，閉塞性動脈硬化症と違い，冷感，しびれに先立って**潰瘍や壊疽が出現する**ことも大きな違いとされる．

文献

1) Bowlus WE, et al：A test for hysterical hemianalgesia. N Engl J Med, 269：1253-1254, 1963
2) Shionoya S：Buerger's disease（thromboangiitis obliterans）.「Vascular surgery ed3」(Rutherford RB, editor), pp207-217, WB Saunders, 1989

索引 index

数字・欧文

- 10秒テスト……054
- ALアミロイドーシス……125
- AQP4……076
- Arcade of struthers……152
- Babinski徴候……063, 065, 068, 129
- Bowlus-Currier試験……184
- Bragard's test……063
- Brown-Sequard……079
- C8神経……015
- C8神経根症……153, 155
- Caチャネルα2δリガンド……097
- cheiralgia paresthetica……157
- CIDP……103, 130, 134, 137
- Crow-Fukase症候群……130
- facial diplegia and paresthesias……022, 107
- FAP……125
- finger escape sign……054
- FNST……062
- GBS……103, 134, 137
- Gilliatt症候群……163
- Guyon管症候群……014, 152, 155
- HIV感染症治療薬……136
- Hoffmann反射……055, 058
- Kemp's test……063
- Lhermitte徴候……079
- MCTD……010, 042, 045, 047
- MGUS……130
- Morton病……018, 177
- MTP関節障害……178
- Mulder徴候……178
- NSAIDs……056, 067, 150, 159, 168, 174, 179
- numb cheek症候群……045
- numb chin症候群……045
- Osborn's band……152
- Paraproteinemia……130
- pelvic compression test……168
- Phalen徴候……150
- PIP関節……147
- ring-finger splitting……147
- Romberg徴候……133, 139, 181
- Roth-bernhardt症候群……166
- S1神経根……176
- sensory march……063
- SFN……098
- SLRT……062
- SNRI……097
- Spurling test……055
- Tinel徴候……150, 154, 173, 174, 176
- Tinel様徴候……168
- true neurogenic胸郭出口症候群……163
- Uhthoff徴候……079
- Wartenberg病……157
- wide-basedな歩行……132

和文

あ行

- 亜急性感覚性ニューロ"ノ"パチー……023, 132
- 亜急性脊髄連合変性症……129
- アキレス腱反射……095, 102, 117
- 悪性腫瘍……012
- 悪性リンパ腫……130
- アシクロビル……084
- アトピー性脊髄炎……023, 081
- アミオダロン……137
- アミロイド沈着……145
- アミロイドニューロパチー……125
- アルコール性ニューロパチー……023, 116
- アルベンダゾール……085
- アロディニア……081, 098, 117
- 萎縮……147
- 異常感覚……008
- イソニアジド……136
- 位置覚……181
- インターフェロン-α……137
- 壊疽……185
- エタンブトール……136
- 遠位優位型脱髄性対称性ニューロパチー……023, 110
- 炎症性脊髄疾患……076

延髄外側症候群 ……009, 010, 017, 029, 032, 046	感覚解離……029	血管炎性ニューロパチー……134, 141
円錐上部症候群……020, 059, 065	感覚失調性ニューロ"ノ"パチー……138, 139	結合組織病……042
円錐部症候群……025, 059, 066	眼窩尖端症候群……011, 042	血清M蛋白……128
嘔吐……078	ガングリオン……145	血糖コントロール……097
オキサリプチリン……137	間欠跛行……063, 089	腱鞘炎……145
温痛覚……028, 073	顔面神経麻痺……042	原発性アミロイドーシス……130
	偽性アテトーゼ……133, 138, 139	原発性全身性ALアミロイドーシス……023
か行	偽性尺骨神経麻痺……031	抗AQP4抗体……076
外側脊髄視床路……028	寄生虫性脊髄炎……020, 084	抗CV2抗体……134
外側足底神経……175	吃逆……078	抗Hu抗体……133, 134
外側大腿皮神経……166	球海綿体筋反射……066	後脛骨動脈……185
外側腓腹皮神経……171	急性発症CIDP……111	後索障害……081, 088
海綿静脈洞……040	胸郭出口症候群……015, 152, 160	甲状腺機能低下症……145
海綿静脈洞症候群……011, 042	橋梗塞……010, 046	後足根管……175
潰瘍……185	胸部神経根ニューロパチー……025	後足根管症候群……019, 175
解離性感覚障害……073, 088, 127	ギラン・バレー症候群……022, 023, 103, 134, 137	硬膜外血種……016
かぎ爪変形……154	起立性低血圧……126, 133, 139	硬膜外腫瘍……069, 070
下肢深部腱反射亢進……053	筋萎縮……126, 127, 131	硬膜外脊髄腫瘍……016
下肢の深部腱反射……102	筋力低下……142	硬膜内髄外腫瘍……014, 015, 016, 071
下神経幹……160	クロロキン……137	肛門反射……066
下垂足……065	脛骨神経……175	固有底側趾神経……177
家族性アミロイドニューロパチー……023	痙性……129	混合性結合組織病……010
家族性アミロイドポリニューロパチー……125	頚椎疾患……152	根動脈硬膜枝……089
滑車肘靭帯……152	頚椎症……014, 015, 049, 070	
滑膜炎……145	頚椎症性脊髄症……015, 049	**さ行**
ガバペンチン……165	頚部神経根症……049, 145	再発性GBS……108
感覚異常性大腿神経痛……018, 166	頚部脊髄症……145	錯感覚……008
感覚異常性手痛……157	血液脳関門……078, 088	索状痛……072, 088
	血管炎……024	索路症候……050, 079

索路症状 080, 083	神経根症 018, 019, 159, 167, 174	脊髄症の高位診断 051
サルコイドーシス 017, 080	神経鞘腫 071	脊髄髄内腫瘍 020
三環系抗うつ薬 097	振戦 130	脊髄辺縁部動静脈瘻 086
三叉神経 028, 040	振動覚 096	脊椎高位と脊髄高位のズレ 056
三叉神経主知覚核 040	深腓骨神経 171	前足根管 173
三叉神経脊髄路核 028, 040	深部感覚障害 129, 130, 132	前足根管症候群 018, 173
三叉神経の走行 041	深部腱反射 066, 081, 089, 129	浅腓骨神経 171
シェーグレン症候群 023, 138	深部腱反射のコツ 124	総底側趾神経 177
視神経障害 042	心不全 128	総腓骨神経 171
視神経脊髄炎 021, 076	髄節症候 050	総腓骨神経麻痺 018, 171
シスプラチン 137	髄節症状 080	足背動脈 185
膝蓋腱反射 102, 117	錐体路徴候 089	側弯症 073
失調性歩行 130, 138, 139	髄内腫瘍 072	
尺骨神経溝 152	髄内動静脈奇形 086	**た行**
手根管 145	髄膜腫 011	
手根管症候群 013, 054, 128, 145	スタチン系薬剤 136	帯状疱疹 010, 042, 047
種子骨骨折 178	ステロイド 135, 150	帯状疱疹性脊髄炎 017, 083
腫瘍 145	ステロイドパルス療法 078, 079, 084	対麻痺型GBS 108
上眼窩裂 040	ステロイド療法 081, 082	タクロリムス 137
上眼窩裂症候群 011, 042	正円孔 040	多巣性後天性脱髄性感覚運動ニューロパチー 024, 109
小径線維神経障害 024, 098	正中神経 145	多発性硬化症 010, 017, 046, 079, 145
上肢の深部腱反射 058	正中神経障害 153	多発性骨髄腫 125, 130
小脳橋角部の腫瘍 042	正中神経掌側皮枝 147	多発性単ニューロパチー 142
上腕三頭筋 155	脊髄空洞症 015, 073, 088, 145	短趾伸筋の萎縮 093
上腕三頭筋腱反射 058	脊髄梗塞 021, 091	短母指外転筋 148, 149
上腕二頭筋腱反射 058	脊髄硬膜外出血 021	知覚解離 054
触覚 028, 039, 073	脊髄硬膜外腫瘍 025	知覚路の解剖 028
心アミロイドーシス 128	脊髄硬膜外静脈叢 089	中足趾節関節障害 178
心因性 019, 026	脊髄硬膜動静脈瘻 021, 086	肘部管症候群 014, 152
心因性感覚障害 180	脊髄腫瘍 069	

長索路症状 …………………… 080	パクリタキセル ……………… 137	麻薬性鎮痛薬 ………………… 097
聴神経腫瘍 …………………… 011	発汗異常 ……………………… 139	慢性炎症性脱髄性多発神経炎
聴力障害 ……………………… 042	馬尾症候群 ……… 021, 059, 063	…………… 023, 103, 134, 137
治療関連変動GBS …………… 108	非外傷性脊髄硬膜外出血 …… 089	慢性感覚運動性ニューロパチー
椎間孔 ………………………… 049	ビタミンB₁ …………………… 122	……………………… 023, 132
痛覚 …………………………… 039	ビタミンB₁欠乏性ニューロパチー	水チャネルアクアポリン−4 …… 076
手口感覚症候群 …… 009, 031, 045	……………………… 023, 120	メキシレチン ………………… 097
転移性腫瘍 …………………… 011	ビタミンB群 ………………… 119	メトロニダゾール …………… 136
橈骨神経浅枝障害 ……… 015, 157	腓腹神経 ……………………… 176	免疫グロブリン大量静注療法 … 135
橈骨動脈 ……………………… 185	表在感覚 ……………………… 039	
糖尿病性ニューロパチー	表在感覚異常 ………………… 133	**や行**
……………… 022, 092, 145	ビンクリスチン ……………… 137	薬剤性ニューロパチー
糖尿病性腰仙部神経根神経叢	フェニトイン ………………… 136	…………… 023, 024, 136
ニューロパチー …………… 017	伏在神経絞扼障害 ……… 018, 169	有痛性感覚ニューロパチー
頭部の振動覚 ………………… 184	プレガバリン	……………………… 138, 140
徒手筋力テスト ……………… 067	……… 056, 067, 119, 156, 165	有痛性強直性痙攣 …………… 079
	プレドニゾロン ……………… 150	指鼻試験 ……………………… 180
な行	プロスタグランジン ………… 067	腰椎神経根症 …………… 017, 059
内側足底神経 ………………… 175	フロマンの紙徴候 …………… 154	腰部脊柱管狭窄症 …………… 089
内転筋管 ……………………… 169	閉塞性動脈硬化症 ……… 026, 185	
ニコチン酸 …………………… 119	変形性肘関節症 ……………… 152	**ら行・わ**
ニューロ"ノ"パチー …… 023, 132	膀胱直腸障害 … 065, 088, 126, 137	卵円孔 ………………………… 040
ニューロパチー ……………… 020	傍腫瘍性神経症候群 ………… 132	両側手根管症候群 …………… 128
妊娠 …………………………… 145	歩行困難 ……………………… 121	冷感 …………………………… 185
脳梗塞 …………… 038, 090, 152	母指球の萎縮 ………………… 163	肋鎖間隙 ………………… 160, 161
	発作性瘙痒 …………………… 079	腕神経叢圧迫型胸郭出口症候群
は行	ボルテゾミブ ………………… 137	……………………………… 161
バージャー病 …………… 026, 185		腕神経叢牽引型胸郭出口症候群
肺小細胞癌 …………………… 135	**ま行**	……………………………… 162
排尿障害 ……………………… 089	麻痺性イレウス ……………… 137	腕橈骨筋腱反射 ……………… 058

著者プロフィール

塩尻俊明（しおじり　としあき）

地方独立行政法人　総合病院国保旭中央病院
　理事　副院長
　総合診療内科部長　臨床教育センター長

1989年に奈良県立医科大学卒業後，武蔵野赤十字病院，NTT東日本関東病院，東京医科歯科大学神経内科を経て，1997年に総合病院国保旭中央病院赴任となり現在に至る．

非専門医が診るしびれ
しびれパターンによる分類と病態生理からわかる鑑別疾患

2018年10月25日　第1刷発行	
2021年 5月20日　第2刷発行	

著　者　　塩尻俊明
発行人　　一戸裕子
発行所　　株式会社　羊　土　社
　　　　　〒101-0052
　　　　　東京都千代田区神田小川町2-5-1
　　　　　TEL　　03（5282）1211
　　　　　FAX　　03（5282）1212
　　　　　E-mail　eigyo@yodosha.co.jp
　　　　　URL　　www.yodosha.co.jp/
装　幀　　山口秀昭（Studio Flavor）
印刷所　　三報社印刷株式会社

© YODOSHA CO., LTD. 2018
Printed in Japan

ISBN978-4-7581-1840-8

本書に掲載する著作物の複製権，上映権，譲渡権，公衆送信権（送信可能化権を含む）は（株）羊土社が保有します．
本書を無断で複製する行為（コピー，スキャン，デジタルデータ化など）は，著作権法上での限られた例外（「私的使用のための複製」など）を除き禁じられています．研究活動，診療を含み業務上使用する目的で上記の行為を行うことは大学，病院，企業などにおける内部的な利用であっても，私的使用には該当せず，違法です．また私的使用のためであっても，代行業者等の第三者に依頼して上記の行為を行うことは違法となります．

JCOPY ＜（社）出版者著作権管理機構　委託出版物＞
本書の無断複写は著作権法上での例外を除き禁じられています．複写される場合は，そのつど事前に，（社）出版者著作権管理機構（TEL 03-5244-5088, FAX 03-5244-5089, e-mail：info@jcopy.or.jp）の許諾を得てください．

乱丁，落丁，印刷の不具合はお取り替えいたします．小社までご連絡ください．

羊土社のオススメ書籍

画像診断に絶対強くなるツボをおさえる！

診断力に差がつくとっておきの知識を集めました

扇　和之，東條慎次郎／著

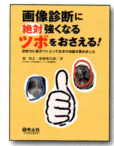

著者が選び抜いた，画像を読むために「必要な知識」を解説！pseudo-SAHの見分け方，注意すべきイレウス，骨の正常変異など，知っているだけで周りと差がつく28個の"ツボ"で，一歩上の診断を進めよう！

- 定価 3,960円（本体 3,600円＋税10%）　■ A5判
- 159頁　■ ISBN 978-4-7581-1187-4

診断に自信がつく検査値の読み方教えます！

異常値に惑わされない病態生理と検査特性の理解

野口善令／編

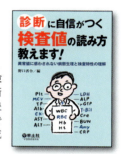

異常値は何を意味しているのか，どう解釈するのか，代表的な検査を病態生理から解説し，診断に結びつける考え方を伝授！豊富なイラストやフローチャートでイメージしやすく，診断までの流れを示した症例も充実！

- 定価 3,960円（本体 3,600円＋税10%）　■ A5判
- 318頁　■ ISBN 978-4-7581-1743-2

排尿障害で患者さんが困っていませんか？

泌尿器科医が教える「尿が頻回・尿が出ない」の正しい診方と，排尿管理のコツ

影山慎二／著

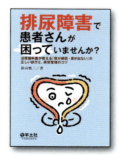

「じつはおしっこが…」，不意に出会う「尿の悩み」，患者に相談されたら，どこまで診ていますか？基本的な診察法，注意すべき鑑別診断や薬の使い分けなど，実践的に解説したプライマリ・ケア医のための入門書！

- 定価 4,070円（本体 3,700円＋税10%）　■ A5判
- 183頁　■ ISBN 978-4-7581-1794-4

いびき！？眠気！？睡眠時無呼吸症を疑ったら

周辺疾患も含めた，検査、診断から治療法までの診療の実践

宮崎泰成，秀島雅之／編

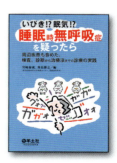

致命的な合併症のリスクもあり，知名度も高い疾患のため，患者からの相談も増加中．しかし検査・治療は独特で，治療法により診療科が異なります．適切な診断，治療のため診療の全体像を具体的，簡潔に解説しました．

- 定価 4,620円（本体 4,200円＋税10%）　■ A5判
- 269頁　■ ISBN 978-4-7581-1834-7

発行　羊土社 YODOSHA

〒101-0052　東京都千代田区神田小川町2-5-1　TEL 03(5282)1211　FAX 03(5282)1212
E-mail：eigyo@yodosha.co.jp
URL：www.yodosha.co.jp/

ご注文は最寄りの書店，または小社営業部まで

羊土社のオススメ書籍

ABC of 臨床推論
診断エラーを回避する

宮田靖志／監訳，
Nicola Cooper, John Frain
／原書編集

海外で研究が進む診断エラーの知見を盛り込み，臨床推論の基礎をコンパクトに解説．認知バイアスへの対処，ヒューマンファクター，診断検査や臨床ツールの効果的な利用法など，広く臨床実践に活きる知識が身につく．

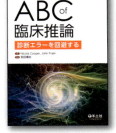

- 定価 3,520円（本体 3,200円＋税10%）
- 120頁　ISBN 978-4-7581-1848-4
- B5判

Gノート別冊
小児科医 宮本先生、ちょっと教えてください！
教科書には載っていない、小児外来のコツ・保護者への伝え方

宮本雄策／編著，
大橋博樹／企画・編集協力

小児外来の極意を伝授！熱性けいれん，喘息，発達障害，母乳育児，不登校など小児科医×家庭医の熱いディスカッションをもとに本音で解説！保護者への説明にも自信がつき信頼度もアップ！診療の合間に気軽に読めます

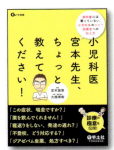

- 定価 3,960円（本体 3,600円＋税10%）
- 199頁　ISBN 978-4-7581-1831-6
- A5判

診断力を鍛える！症候足し算
症候の組合せから鑑別疾患を想起するトレーニング

山中克郎／監
北　啓一朗，三浦太郎／著

「疾患」とその疾患に特徴的な「症候」の組合せを足し算で表わした，診断力強化ドリル．300超の足し算式を22の主訴に分けて収録し，さらに確定診断のための「次の一手」や，各疾患の鑑別ポイントも掲載．

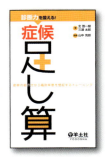

- 定価 3,080円（本体 2,800円＋税10%）
- 215頁　ISBN 978-4-7581-1817-0
- B6変型判

Gノート別冊
Common Diseaseの診療ガイドライン
総合診療における診断・治療の要点と現場での実際の考え方

横林賢一，渡邉隆将，
齋木啓子／編

一般内科，総合診療でよく出合う疾患について，各ガイドラインの要点と，ガイドラインと現場とのギャップを埋める国内外のエビデンスを1冊に．実際の現場ではどう考えるか，どこまで診るか，がサッと調べられます．

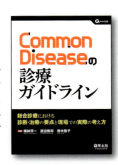

- 定価 5,060円（本体 4,600円＋税10%）
- 319頁　ISBN 978-4-7581-1809-5
- B5判

発行　羊土社 YODOSHA　〒101-0052　東京都千代田区神田小川町2-5-1　TEL 03(5282)1211　FAX 03(5282)1212
E-mail：eigyo@yodosha.co.jp
URL：www.yodosha.co.jp/

ご注文は最寄りの書店、または小社営業部まで